BLW
baby-led weaning

y adiós a las papillas

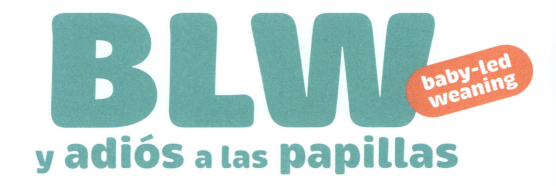

BLW
baby-led weaning
y adiós a las papillas

PAUTAS, TRUCOS, Y RECETAS SENCILLAS
PARA QUE TU BEBÉ COMA SOLO

LAURA GARAT
@bebe_sin_azucar

Grijalbo

Papel certificado por el Forest Stewardship Council®

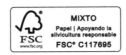

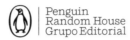

Primera edición: abril de 2025

© 2025, Laura Garat García / @bebe_sin_azucar, por los textos y las fotografías
Los derechos de la obra han sido cedidos mediante acuerdo con International Editors & Yáñez' Co. Agencia Literaria.
© 2025, Penguin Random House Grupo Editorial, S. A. U.
Travessera de Gràcia, 47-49. 08021 Barcelona
Galagaco, S. L., por las fotografías
Verónica García Fernández, fotógrafa

Penguin Random House Grupo Editorial apoya la protección de la propiedad intelectual. La propiedad intelectual estimula la creatividad, defiende la diversidad en el ámbito de las ideas y el conocimiento, promueve la libre expresión y favorece una cultura viva. Gracias por comprar una edición autorizada de este libro y por respetar las leyes de propiedad intelectual al no reproducir ni distribuir ninguna parte de esta obra por ningún medio sin permiso. Al hacerlo está respaldando a los autores y permitiendo que PRHGE continúe publicando libros para todos los lectores. De conformidad con lo dispuesto en el artículo 67.3 del Real Decreto Ley 24/2021, de 2 de noviembre, PRHGE se reserva expresamente los derechos de reproducción y de uso de esta obra y de todos sus elementos mediante medios de lectura mecánica y otros medios adecuados a tal fin. Diríjase a CEDRO (Centro Español de Derechos Reprográficos, http://www.cedro.org) si necesita reproducir algún fragmento de esta obra.
En caso de necesidad, contacte con: seguridadproductos@penguinrandomhouse.com

Printed in Spain – Impreso en España

ISBN: 978-84-253-6951-3
Depósito legal: B-2.626-2025

Compuesto por Roser Colomer Pinyol
Impreso en Gráficas Estella
Estella (Navarra)

GR69513

Este libro te lo dedico a ti.
¡Mira lo bien que lo estás haciendo!
¡Bendita suerte tiene tu peque de tenerte!

Muchííísimo amor,

Laura

índice

SOBRE MÍ 11

INTRODUCCIÓN AL BLW 13
   ¿Qué es el BLW? 15
   • Diferencia visual entre purés y BLW 16
   • ¿Cómo saber si mi bebé está listo para comenzar con la alimentación complementaria? 16

SUS PRIMEROS BOCADOS 19
   ¿Qué puede y no puede comer mi bebé? 21
   • ¿Qué no puede comer? 21

BLW SEGURO 27
   ¿Cómo y cuándo introducir alérgenos? 29
   • ¿Cuáles son los alérgenos? 29
   • ¿Cuándo introducir alérgenos en BLW? 30
   Arcada versus atragantamiento. ¿Cómo distinguirlos? 31
   • Las arcadas: un reflejo natural 31
   • El atragantamiento: una emergencia 31
   ¿Cómo cortar y servir los alimentos? 33
   • Etapa 1: de 6 a 9 meses 34
   • Etapa 2: de 9 a 12 meses 34
   • Etapa 3: de 12 a 18 meses 34
   Guía visual 35
   ¿Cuanto más grande es el trozo, más posibilidad de atragantamiento? 63
   • ¿Qué textura deben tener los alimentos? 63
   • ¿Cómo saber que un alimento está lo suficientemente blando? 64
   • ¿Cómo evitar que un alimento le resbale? 65
   • Errores que debemos evitar 65
   Adaptación complementaria para bebés con alergias 66
   • Puntos clave 66
   • Recomendaciones generales 67
   • Consejos para la introducción de nuevos alimentos 67

MI EXPERIENCIA. TRUCOS Y RECOMENDACIONES 69
   ¿Qué necesitas comprar para empezar el BLW? 71
   • ¿Qué evitar durante la hora de la comida? 72
   • Consejos de una mamá 72
   • ¿Cómo conservar la comida del bebé? 72
   Dudas frecuentes durante el proceso 73
   • ¿Cómo sé que ha comido bastante? 73
   • Come muy despacio 73
   • Rechaza ciertos alimentos 73
   • Solo quiere snacks 73
   • De repente no quiere comer 74

- Tira la comida al suelo 74
- No se lleva la comida a la boca 74
- ¿Puedo ofrecerle trozos grandes de carne? 74
- Se mete demasiada comida 74
- Se deja comida en los mofletes 74
- Tiene muchas arcadas 75
- No prueba nada nuevo 75
- Estreñimiento 75

ETAPAS ... 77

Etapa 1. Los primeros bocados (6-9 meses) 79
- ¿Cómo saber si mi bebé está listo? 79
- ¿Cómo cogerá los alimentos? 79
- Presentación y cantidad de comida 80
- ¿Qué habilidades va a adquirir en esta etapa? 80
- Trucos para esta etapa 80
- ¿Cómo cortar los alimentos y cómo servirlos? 80
- ¿Qué alimentos evitar? 80
- ¿Qué esperar de mi bebé? 81

Etapa 2. Pequeños exploradores (9-12meses) 82
- ¿Cómo saber si mi bebé está en esta fase? 82
- ¿Cómo cogerá los alimentos? 82
- Presentación y cantidad de comida 82
- ¿Qué habilidades va a adquirir en esta etapa? 82
- Trucos para esta etapa 83
- ¿Cómo cortar los alimentos y cómo servirlos? 83
- ¿Qué alimentos evitar? 83
- ¿Qué esperar de mi bebé? 83

Etapa 3. Pequeños comensales (12-18 meses) 84
- ¿Qué ha cambiado? 84
- Presentación y cantidad de comida 84
- ¿Qué habilidades va a adquirir en esta etapa? 84
- Trucos para esta etapa 84
- ¿Cómo cortar los alimentos y cómo servirlos? 85
- ¿Qué alimentos evitar? 85
- ¿Qué esperar de mi bebé? 85

RECETAS PASO A PASO Y CÓMO SERVIRLAS ... 87

Recetas saladas 89
Recetas dulces 169

23 IDEAS DE PLATOS ... 221

Índice de recetas 234
Índice de ingredientes 236

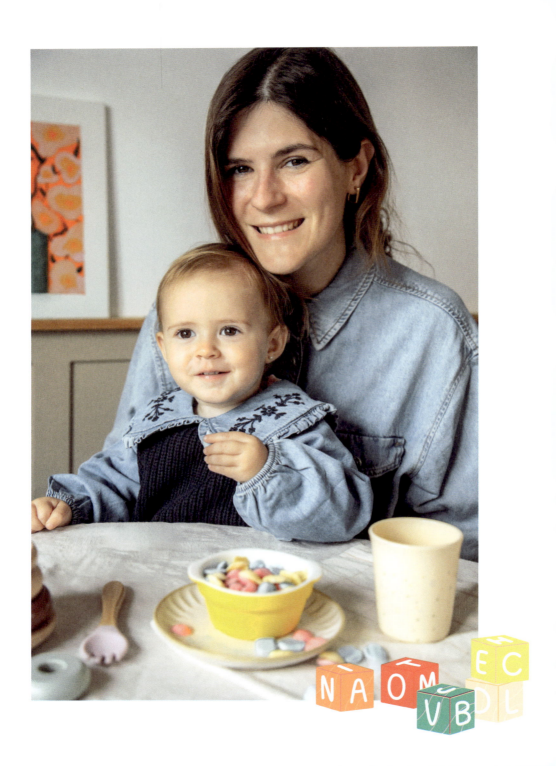

Sobre mí

¡Qué alegría verte por aquí!

Soy Laura, mamá de Carla y creadora de @bebe_sin_azucar.

Esta cuenta nació el día en que Carla cumplió 6 meses y lo hice con la intención de compartir todo mi aprendizaje sobre la alimentación complementaria y la verdad sobre la maternidad, siempre con naturalidad y realismo, mostrando lo bueno y lo no tan bueno de esta magnífica aventura.

Como yo también he sido mamá primeriza y me he llevado las manos a la cabeza pensando: «¿Y ahora qué le doy de comer a mi bebé?», he creado esta guía con todo lo que necesitas saber sobre el método baby-led weaning: cuándo y de qué manera empezar, cómo cortar los alimentos y a qué edad se debe introducir. Encontrarás, además, 68 recetas, 23 ideas de platos para cuando no sepas qué darle de desayunar, comer o cenar, y mucho más.

Hoy te escribo embarazada de mi segundo bebé, así que, si quieres volver a vivir el proceso conmigo o descubrir cientos de recetas diferentes que tengo publicadas en redes sociales, puedes seguirme en @bebe_sin_azucar para no perderte nada.

Pero, antes de ponerme al lío, quiero recordarte que, hagas lo que hagas, lo estás haciendo lo mejor que puedes para tu bebé, y que tenerte es su mayor suerte. Si entre medias podemos mejorar algunas cosas y aprender de los errores propios y ajenos, pues ¡mejor que mejor!, ¿no? Y ahora sí, ¡vamos a por ello!

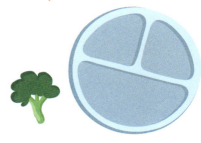

INTRODUCCIÓN AL BLW

¿Qué es el BLW?

El baby-led weaning, o BLW, es una forma respetuosa de introducir alimentos a tu bebé. En lugar de ofrecerle purés o papillas, se le presentan alimentos sólidos en trozos que pueda agarrar con sus manos. De esta manera, explora diferentes texturas, sabores y tamaños, desarrolla a la vez sus habilidades motoras orales y aprende a regular su ingesta.

Existen dos formas principales de introducir alimentos sólidos a los bebés:

- alimentación tradicional: se les dan purés y papillas con una cuchara.
- baby-led weaning (BLW): el bebé se alimenta solito con trozos de comida que puede agarrar con las manos.

Aunque estos dos métodos puedan parecer muy diferentes al principio, ambos tienen el mismo objetivo: que el bebé comience a comer alimentos sólidos alrededor de los 6 meses y que a los 12 ya esté comiendo una variedad considerable de alimentos con la familia. Ambos, además, son combinables, por lo que puedes seguir uno u otro, o ir alternándolos según te convenga.

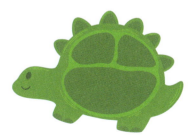

Diferencia visual entre purés y BLW

¿Por qué elegir el método BLW?

Yo soy de las que creen que como madre o padre hacemos lo mejor para nuestros hijos, por lo que a mis ojos no hay método malo o bueno; no obstante, existen muchas razones por las que los padres optan por el método BLW:

1. Permite que el bebé decida cuánto comer y cuánto, cosa que fomenta su autonomía y autoconfianza, y le permite, a su vez, aprender a reconocer señales de hambre y saciedad.
2. Le permite desarrollar sus habilidades motoras y sensoriales a su propio ritmo, ya que tiene que usar él solo sus manitas y llevarse los alimentos a la boca sin ayuda.
3. Permite disminuir el riesgo de aversión a ciertos alimentos. Al contrario que con los purés, donde varios alimentos se trituran para crear un sabor nuevo, con el BLW tu bebé aprenderá a reconocer los sabores individuales de cada uno de ellos.

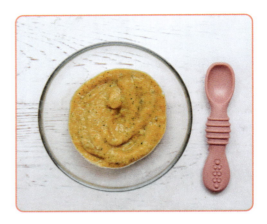

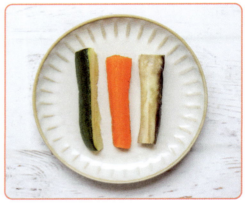

Los mismos tres ingredientes presentados en forma de papilla y según el método de BLW

¿Cómo saber si mi bebé está listo para comenzar con la alimentación complementaria?

La transición de la leche materna o de fórmula a los alimentos sólidos es un momento muy importante en la vida de tu bebé y, sinceramente, no hay prisa.

Piensa que el cuerpo de tu bebé está en continua maduración, no todo funciona como debería funcionar aún, por lo que si introducimos alimentos sólidos demasiado pronto podemos correr el riesgo de que ello afecte a su sistema digestivo, aún inmaduro.

Así pues, debes estar atenta a algunas señales clave que voy a compartir contigo y que, dicho sea de paso, además están avaladas por la Asociación Española de Pediatría (AEP).

- Edad. Debe tener al menos 6 meses. Sin embargo, cada bebé es único, por lo que es fundamental consultar con tu pediatra para determinar el momento oportuno.
- Desarrollo motor. Deberá valorarse en qué etapa de desarrollo se encuentra.
  › Sentado sin apoyo. Tu bebé debe poder sentarse erguido en una silla alta sin necesidad de apoyo adicional. Esto le permitirá tener un mejor control de la cabeza y el cuello, lo que es esencial para comer de forma segura.
  › Coordinación mano-boca. Debes observar si tu bebé muestra interés por los alimentos y si tiene la habilidad de agarrar objetos con las manos y llevárselos a la boca. Esta coordinación es fundamental para explorar diferentes texturas y sabores.
- Interés por la comida. Si tu bebé te mira fijamente mientras comes o intenta alcanzar tu comida, es una señal clara de que está interesado en explorar nuevos sabores y texturas.

Eso sí, aunque el bebé ha de estar preparado, tú también debes haber hecho los deberes para sentirte lista. Por ello antes de empezar con el BLW, tienes que haber:

- Consultado con tu pediatra. Antes de comenzar, es recomendable consultar con tu pediatra para asegurarte de que tu bebé está listo para introducir alimentos sólidos.
- Haber realizado un curso de primeros auxilios. Realizar un curso de primeros auxilios para bebés te dará las herramientas necesarias para actuar de manera rápida y eficaz en caso de cualquier emergencia. Estos cursos suelen ser muy accesibles y te proporcionarán mucha tranquilidad.
- Ser consciente de que a veces será frustrante. Hay días en los que prácticamente no comerá y se ensuciará de pies a cabeza, pero recuerda que es un proceso de aprendizaje gradual y que tu bebé necesita que seas paciente.

SUS PRIMEROS BOCADOS

¿Qué puede y no puede comer mi bebé?

¡Cada casa es un mundo! Tenemos gustos diferentes, comemos alimentos distintos, por lo que, antes de decirte qué puede comer, creo que va a ser más sencillo decirte qué no puede comer según su edad. Así, tras entender esta parte y con la ayuda de la lista de alimentos permitidos que te voy a dar, podrás construir tu propio listado de alimentos que tu bebé tiene pendientes de probar.

¿Qué no puede comer?

Estos son los alimentos que, por su composición, no pueden introducirse al principio de la alimentación de tu bebé:

Un apunte previo: es obvio, pero, por favor, no le des bebidas con cafeína, teína o un mínimo grado de alcohol.

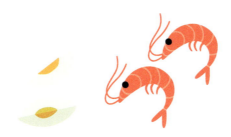

Sus primeros bocados

Alimento	de 0 a 6 meses	de 6 a 12 meses	> 1 año
leche materna o de fórmula	👍	👍	👍
lácteos	✗	✗	👍
verduras de hoja verde como espinacas, acelgas, lechuga, remolacha, apio, etc.	✗	✗	👍
sal en poca cantidad	✗	✗	👍
cacao puro (100%) sin azúcar	✗	✗	👍
embutido	✗	✗	👍
aceitunas sin hueso	✗	✗	👍
pescado enlatado, como anchoas o sardinas pero bajos en sal	✗	✗	👍
azúcar o productos que lo contengan (+2 años)	✗	✗	✗
marisco (+3 años)	✗	✗	✗
pescado crudo (+4 años)	✗	✗	✗
carne de caza como ciervo, conejo, codorniz, etc. (+5 años)	✗	✗	✗
pescados grandes como atún rojo, rape, tiburón, pez espada, etc. (+10 años)	✗	✗	✗

BLW y adiós a las papillas

> 2 años	> 3 años	> 4 años	> 5 años	> 10 años
👍	👍	👍	👍	👍
👍	👍	👍	👍	👍
👍	👍	👍	👍	👍
👍	👍	👍	👍	👍
👍	👍	👍	👍	👍
👍	👍	👍	👍	👍
👍	👍	👍	👍	👍
👍	👍	👍	👍	👍
👍	👍	👍	👍	👍
✗	👍	👍	👍	👍
✗	✗	✗	👍	👍
✗	✗	✗	✗	👍
✗	✗	✗	✗	👍

Sus primeros bocados

Sabiendo esto, aquí te dejo un listado de los primeros alimentos que puede probar tu bebé, para que lo uses de guía. Ten en cuenta que las recomendaciones cambian según la asociación de pediatras de cada país, por lo que te recomiendo que lo consultes primero.

Antes de nada, y por si te haces la pregunta, no, no los tiene que probar todos, pero sería conveniente exponerlo a la mayor cantidad posible.

Lista de los primeros alimentos

FRUTA

- ☐ manzana
- ☐ pera
- ☐ naranja
- ☐ plátano
- ☐ uva
- ☐ sandía
- ☐ melón
- ☐ fresa
- ☐ cereza
- ☐ mango
- ☐ kiwi
- ☐ maracuyá
- ☐ chirimoya
- ☐ limón
- ☐ lima
- ☐ pomelo
- ☐ mandarina
- ☐ higo
- ☐ ciruela
- ☐ albaricoque
- ☐ nectarina
- ☐ caqui
- ☐ arándano
- ☐ aguacate
- ☐ frambuesa
- ☐ moras
- ☐ uvas
- ☐ piña
- ☐ papaya

VERDURAS, TUBÉRCULOS Y OTROS

- ☐ zanahoria
- ☐ boniato
- ☐ patata
- ☐ rábano
- ☐ nabo
- ☐ calabaza
- ☐ calabacín
- ☐ pepino
- ☐ judía verde
- ☐ pimiento
- ☐ coliflor
- ☐ brócoli
- ☐ maíz
- ☐ guisante
- ☐ champiñón
- ☐ alcachofa
- ☐ berenjena
- ☐ ajo
- ☐ cebolla
- ☐ puerro
- ☐ espárrago
- ☐ tomate
- ☐ calabaza
- ☐ chirivía
- ☐ okra

BLW y adiós a las papillas

CARNE
- [ ] pollo (sin piel)
- [ ] pavo
- [ ] ternera
- [ ] cerdo

PESCADO
- [ ] bacalao
- [ ] merluza
- [ ] salmón
- [ ] trucha

ARROZ Y LEGUMBRES
- [ ] arroz blanco
- [ ] avena
- [ ] guisantes
- [ ] garbanzos
- [ ] alubias
- [ ] lentejas
- [ ] quinoa

ALÉRGENOS
- [ ] gluten (pan/pasta/harina de trigo)
- [ ] frutos secos
- [ ] yema de huevo
- [ ] clara de huevo
- [ ] marisco
- [ ] leche de vaca
- [ ] semillas de sésamo
- [ ] soja (tofu, edamame, leche de soja, tempeh)
- [ ] mantequilla
- [ ] queso
- [ ] parmesano
- [ ] ricota
- [ ] mozzarella
- [ ] yogur
- [ ] albahaca
- [ ] cilantro
- [ ] canela
- [ ] orégano
- [ ] romero
- [ ] jengibre
- [ ] col rizada
- [ ] espinacas
- [ ] langosta
- [ ] apio
- [ ] setas
- [ ] cangrejo
- [ ] cordero
- [ ] camarón

Recuerda que los alérgenos se tienen que dar durante tres días consecutivos para ver si hay reacción o no.

OTROS
(añade aquí cualquier otro alimento que quieras introducir)

- [ ] _____
- [ ] _____
- [ ] _____
- [ ] _____
- [ ] _____
- [ ] _____

BLW SEGURO

¿Cómo y cuándo introducir alérgenos?

¿Cuáles son los alérgenos?

Hay varios alimentos que se consideran potenciales alérgenos. Te digo cuáles, así como la manera de introducirlos.

- Huevo. Comienza con yema cocida y luego introduce la clara. También puedes ofrecer huevos revueltos o tortillas.

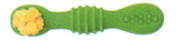

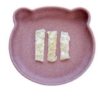

- Legumbres. Hazlo con lentejas, garbanzos o alubias cocidas y trituradas.

- Trigo (gluten). Puedes ofrecer pan integral tostado, pasta cocida o cereales sin azúcar.

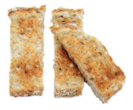

- Soja. Ofrécela en forma de tofu, edamame o tempeh cocido.

- Leche de vaca entera. Ofrécela a partir de los 12 meses en forma de yogur natural sin azúcar, queso fresco o trozos de queso duro.

BLW seguro

- Frutos secos. Muele los frutos secos hasta convertirlos en una pasta fina, u ofrece mantequilla de frutos secos sin azúcar añadida.

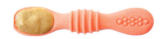

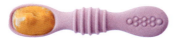

- Semillas. Muele las semillas hasta convertirlas en una pasta fina o, si no, ofrece mantequilla de semillas sin azúcar añadida.
- Pescado. Puedes darle pescado blanco cocido en trozos pequeños o salmón cocido sin piel ni espinas.

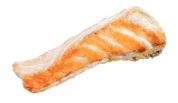

- Marisco. Por el alto contenido en mercurio, mejor retrasarlo a los 3 años. Ofrece gambas sin cáscara y sin venas.

¿Cuándo introducir alérgenos en BLW?

La Asociación Española de Pediatría (AEP) recomienda introducir alimentos alergénicos a partir de los 6 meses de edad, incluso si hay antecedentes familiares de alergias.

- Sigue la regla de los 3 días: introduce un nuevo alérgeno cada 3 días, observa si hay alguna reacción alérgica durante ese tiempo y en los siguientes días.
- Dale pequeñas cantidades: comienza con una porción muy pequeña del alérgeno (como media cucharadita) y aumenta gradualmente la cantidad a medida que el bebé lo tolere.
- Elige una hora adecuada: introduce los alérgenos por la mañana o después de la siesta, cuando puedas observar al bebé de cerca durante las horas siguientes.
- Ten a mano un antihistamínico: todos conocemos el dicho de «más vale prevenir…», así que sí, ten uno a mano. Si el bebé presenta una reacción alérgica, consulta al pediatra de inmediato.

Arcada versus atragantamiento. ¿Cómo distinguirlos?

La alimentación de un bebé puede generar ciertas inquietudes. Una de ellas es la diferencia entre una simple arcada y un atragantamiento, estas situaciones requieren respuestas muy distintas. Nunca está de más realizar un curso de primeros auxilios para bebés antes de empezar la alimentación complementaria para saber qué precauciones tomar y cómo actuar.

Las arcadas: un reflejo natural

Las arcadas son una respuesta normal y saludable del organismo infantil. Cuando un bebé traga un bocado demasiado grande o con una textura que le resulta extraña, puede sentir arcadas. Estas se manifiestan a través de:

- Tos o ruidos de garganta. El bebé intenta expulsar el alimento que le molesta.
- Sacando la lengua en un intento por liberar las vías respiratorias.
- Posible vómito. Si la arcada es intensa, puede provocar la expulsión de una pequeña cantidad de alimento.

¿Qué hacer ante una arcada?

- Mantener la calma. Las arcadas suelen resolverse por sí solas.
- No intervenir. Evita dar palmadas en la espalda o provocar acciones que puedan empeorar la situación.
- Observar. Asegúrate de que el bebé pueda expulsar el alimento sin dificultad.

El atragantamiento: una emergencia

Un atragantamiento es una situación mucho más grave. Ocurre cuando un objeto obstruye completamente las vías respiratorias del bebé, impidiéndole respirar. Las señales de alerta son:

- El silencio: el bebé no hace ningún ruido.
- Incapacidad para respirar: el bebé no puede toser ni respirar.
- Piel azulada o pálida: indica falta de oxígeno.
- Pérdida de consciencia. En casos extremos.

¿Qué hacer ante un atragantamiento?

- Actuar con rapidez. Llama inmediatamente al servicio de emergencias.
- Realizar maniobras de primeros auxilios. Si estás capacitado, realiza las maniobras de Heimlich adaptadas a bebés.
- No pierdas la calma. Sigue las instrucciones del operador del servicio de emergencias.

¿Cómo prevenir el atragantamiento?

- Alimentos adecuados. Ofrece alimentos con un tamaño y una textura apropiados para la edad del bebé.
- Supervisión constante. Nunca dejes al bebé solo mientras come y supervisa que los trozos que se lleva a la boca sean de tamaño correcto.
- Evita alimentos peligrosos, como frutos secos enteros, caramelos duros, palomitas o uvas.

Recuerda: la prevención es la mejor herramienta para evitar situaciones de riesgo, realiza un curso de primeros auxilios y repasa las maneras de cortar alimentos que encontrarás en el siguiente apartado.

Tabla resumen

Característica	arcada	atragantamiento
Naturaleza	normal	emergencia
Respiración	puede toser	no puede respirar
Coloración	normal	morado o pálido
Consciencia	consciente	puede perder la consciencia
Acción	observación activa	llamar a emergencias

¿Cómo cortar y servir los alimentos?

Cortar los alimentos de manera adecuada es esencial para garantizar la seguridad y el disfrute del bebé durante las comidas. Un corte inadecuado puede aumentar el riesgo de atragantamiento, lo cual es una preocupación principal para todos los padres. Además, el tamaño y la forma de los trozos pueden influir en la capacidad del bebé para manipular y explorar los alimentos.

Aquí encontrarás una guía visual que te ayudará a cortar frutas, verduras y proteínas de manera adecuada para cada etapa del desarrollo de tu bebé. Desde los 6 hasta los 18 meses, es fundamental ofrecer los alimentos en tamaños y formas que sean seguros y accesibles para que tu pequeño explore y disfrute de la comida de manera independiente.

Dividimos cada alimento en tres fases: 6-9 meses, 9-12 meses y 12-18 meses, para que puedas adaptar las texturas y los tamaños a medida que tu bebé vaya ganando habilidades motoras y confianza al comer.

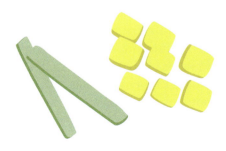

Etapa 1: de 6 a 9 meses

Cuando inicias el método BLW, alrededor de los 6 meses, la mejor manera de cortar la comida es en tiras largas, delgadas pero grandes, como del tamaño de un dedo de adulto.

Ofrecer alimentos en tiras largas a los bebés que están desarrollando el agarre de pinza es una excelente opción por varias razones:

- Primero, se adapta a su forma natural de agarrar objetos y les facilita que lleven la comida a la boca.
- Segundo, las tiras son más fáciles de manipular y explorar, lo que les permite desarrollar sus habilidades motoras.
- Y finalmente, al ser más largas, reducen el riesgo de atragantamiento, ya que es menos probable que el bebé se meta un trozo entero en la boca.

Etapa 2: de 9 a 12 meses

Seguramente tu bebé ya domina el agarre de pinza, por lo que combinaremos las tiras de la etapa anterior con trocitos pequeños de los alimentos.

Puedes empezar a cortar algunos alimentos, como la carne, verduras o fruta en trozos pequeños o rallar otros como el queso o la manzana o los huevos duros. También puedes ofrecer verduras

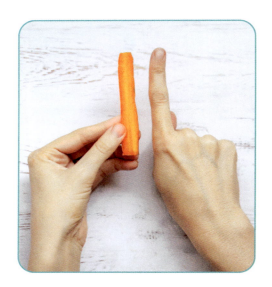

cocinadas un poco más al dente en lugar de blandas.

Etapa 3: de 12 a 18 meses

A partir de los 12 meses, la forma de cortar los alimentos para el BLW se vuelve más versátil. Puedes ofrecer trozos más pequeños, en tiras o en trocitos un poco más grandes para que pueda pincharlos con su tenedor.

Guía visual

FRUTAS

AGUACATE

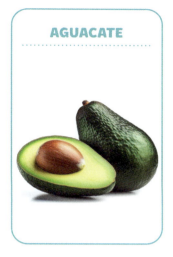
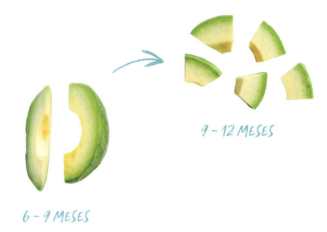

6 – 9 MESES

9 – 12 MESES

ARÁNDANOS

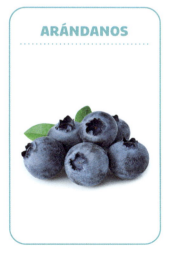
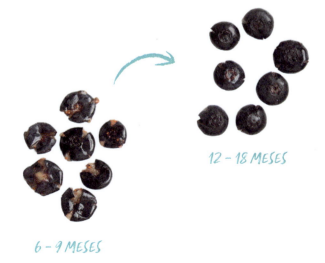

6 – 9 MESES

12 – 18 MESES

BLW seguro

Guía visual

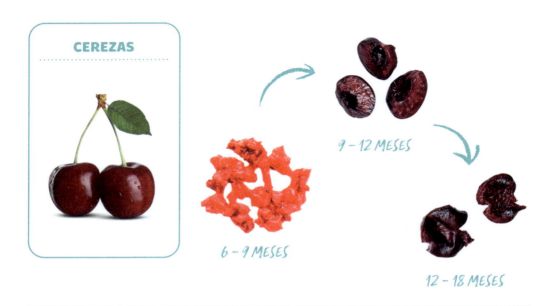

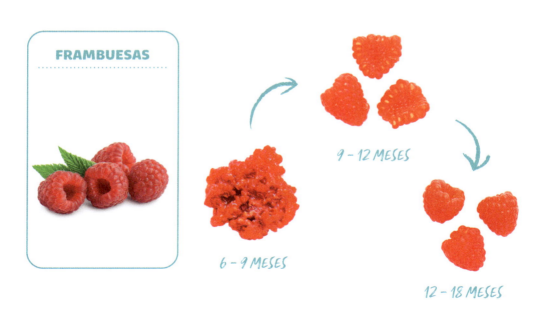

FRUTAS

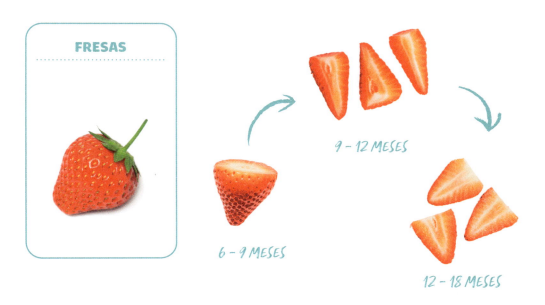

FRESAS

6 – 9 MESES
9 – 12 MESES
12 – 18 MESES

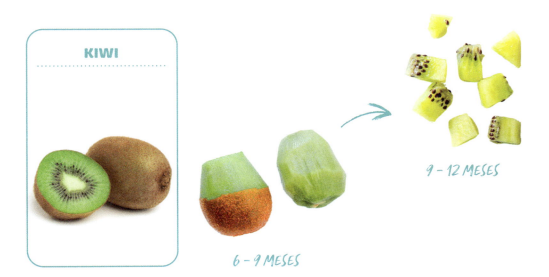

KIWI

6 – 9 MESES
9 – 12 MESES

Guía visual

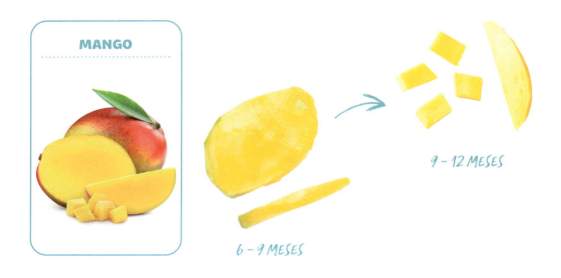

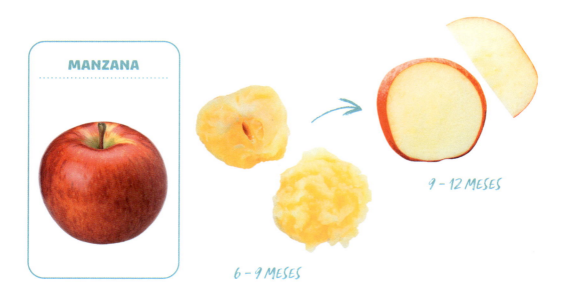

FRUTAS

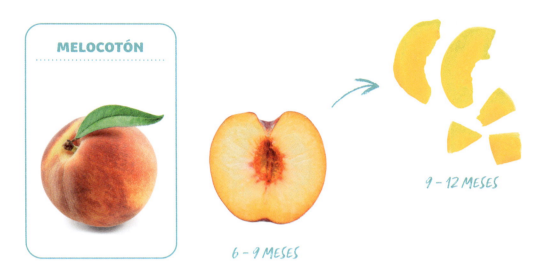

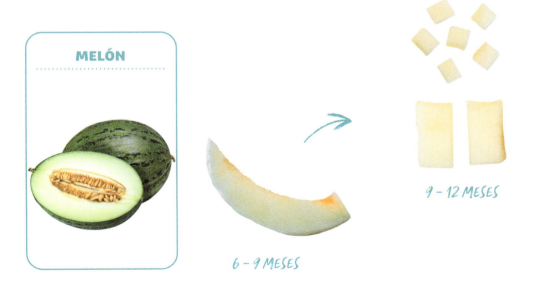

Guía visual

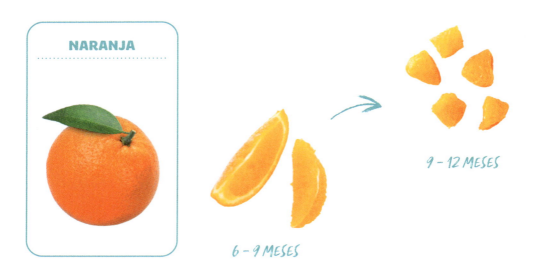

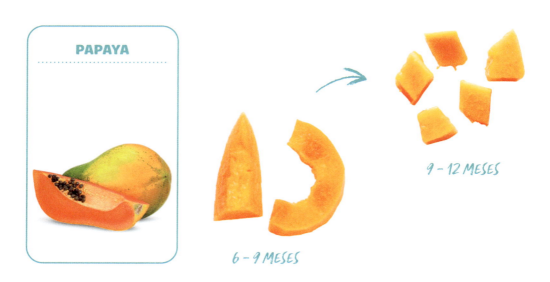

FRUTAS

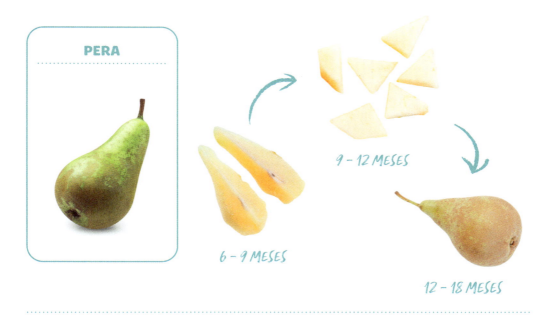

PERA

6 – 9 MESES
9 – 12 MESES
12 – 18 MESES

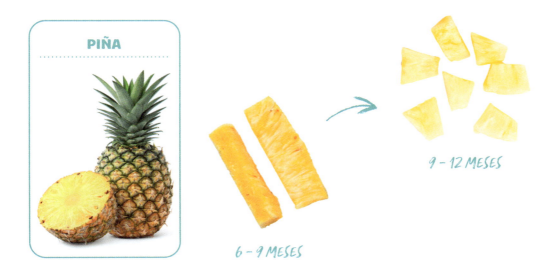

PIÑA

6 – 9 MESES
9 – 12 MESES

Guía visual

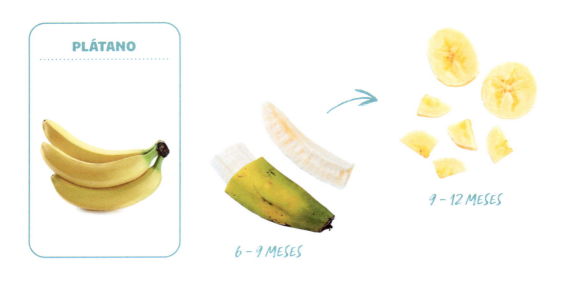

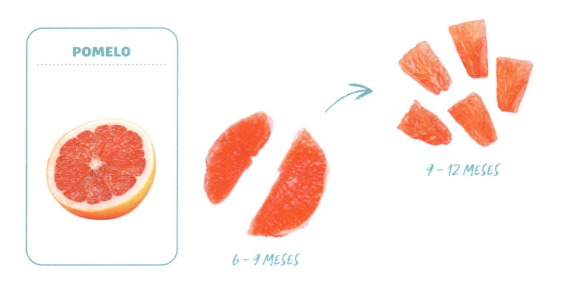

FRUTAS

SANDÍA

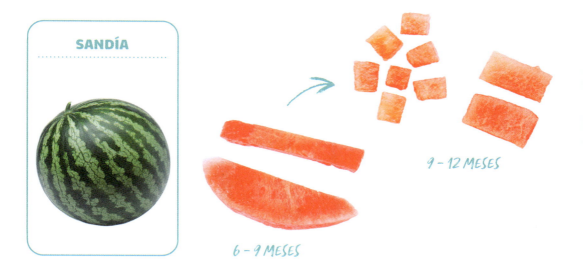

9 – 12 MESES

6 – 9 MESES

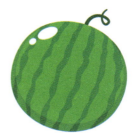

BLW seguro

VERDURAS, TUBÉRCULOS Y OTROS

BERENJENA

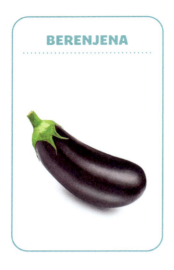
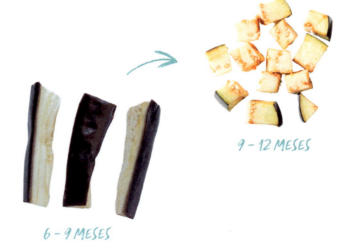

6 – 9 MESES

9 – 12 MESES

BONIATO

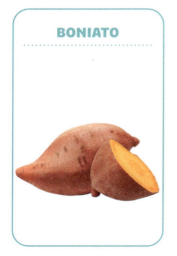
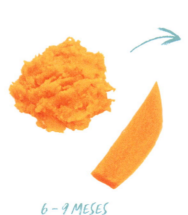
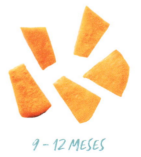

6 – 9 MESES

9 – 12 MESES

BLW y adiós a las papillas

Guía visual

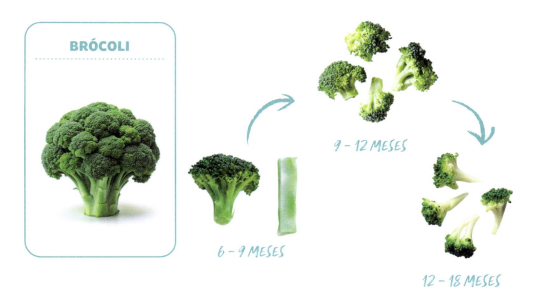

BRÓCOLI

6 - 9 MESES

9 - 12 MESES

12 - 18 MESES

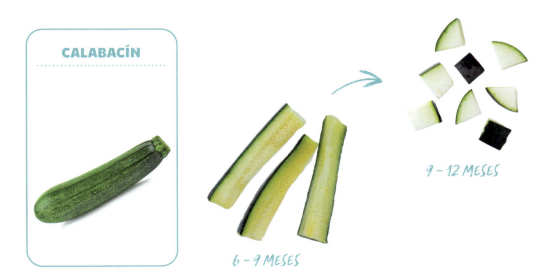

CALABACÍN

6 - 9 MESES

9 - 12 MESES

BLW seguro

Guía visual

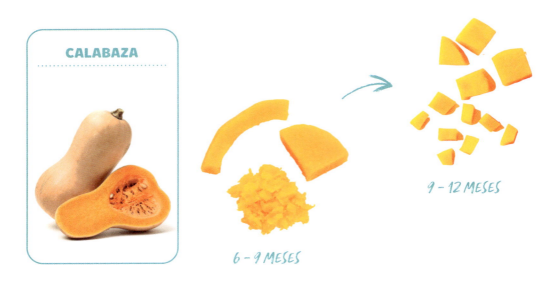

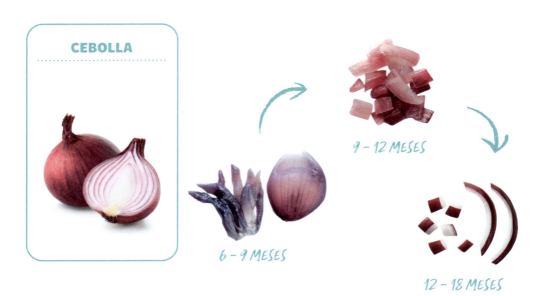

VERDURAS, TUBÉRCULOS Y OTROS

CHAMPIÑÓN

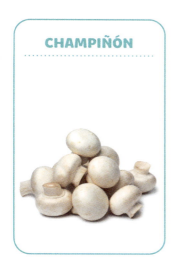
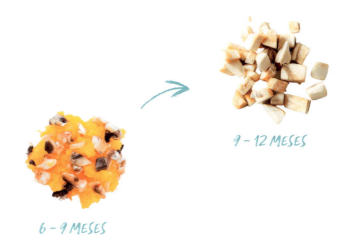

6 – 9 MESES

9 – 12 MESES

COLES DE BRUSELAS

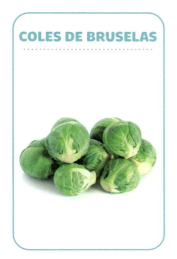
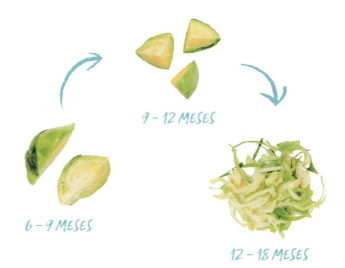

6 – 9 MESES

9 – 12 MESES

12 – 18 MESES

BLW seguro

Guía visual

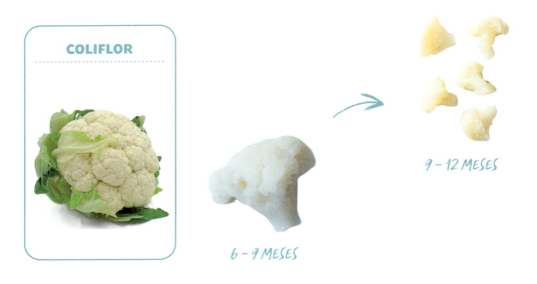

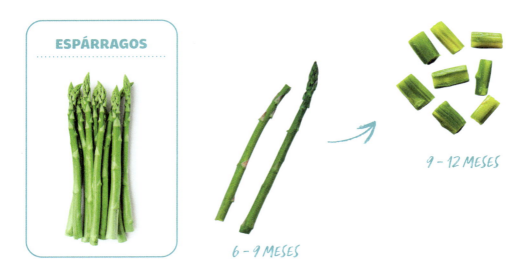

VERDURAS, TUBÉRCULOS Y OTROS

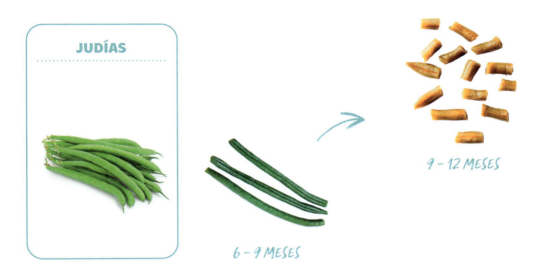

JUDÍAS

6 - 9 MESES

9 - 12 MESES

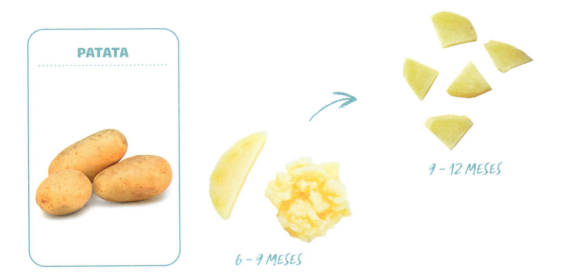

PATATA

6 - 9 MESES

9 - 12 MESES

BLW seguro

Guía visual

PEPINO

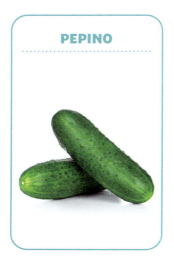
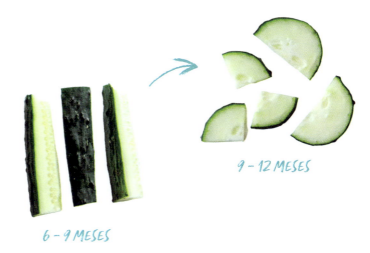

6 - 9 MESES

9 - 12 MESES

PIMIENTO

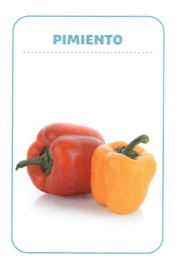
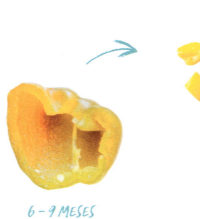
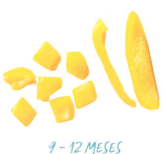

6 - 9 MESES

9 - 12 MESES

BLW y adiós a las papillas

VERDURAS, TUBÉRCULOS Y OTROS

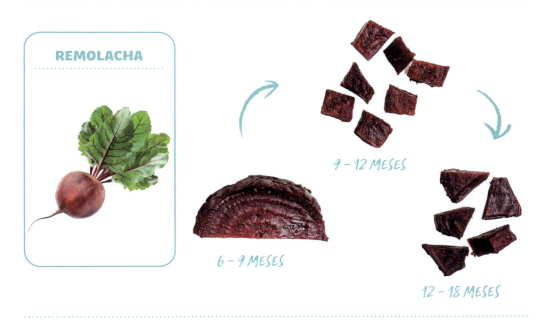

REMOLACHA

6 – 9 MESES

9 – 12 MESES

12 – 18 MESES

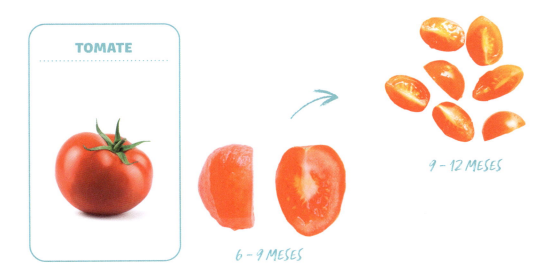

TOMATE

6 – 9 MESES

9 – 12 MESES

BLW seguro

Guía visual

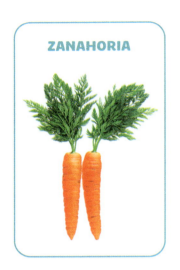

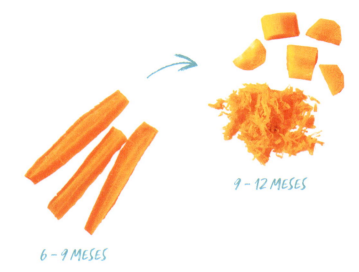

6 – 9 MESES

9 – 12 MESES

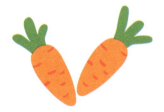

BLW y adiós a las papillas

PROTEÍNAS

CARNE PICADA

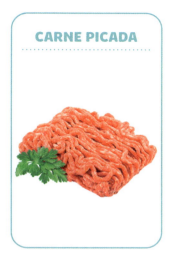
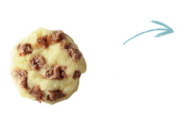
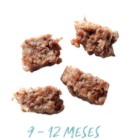

6 – 9 MESES

9 – 12 MESES

CERDO

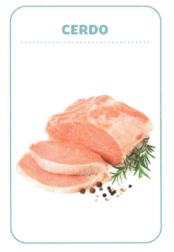
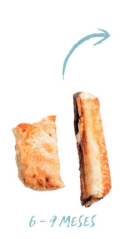
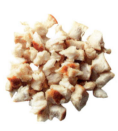
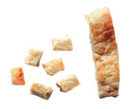

6 – 9 MESES

9 – 12 MESES

12 – 18 MESES

BLW seguro

Guía visual

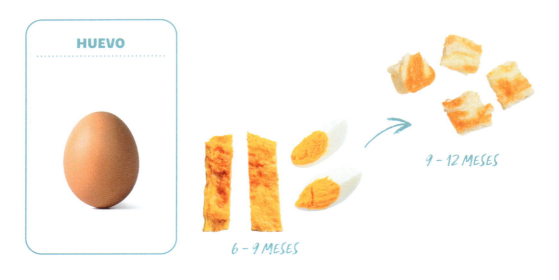

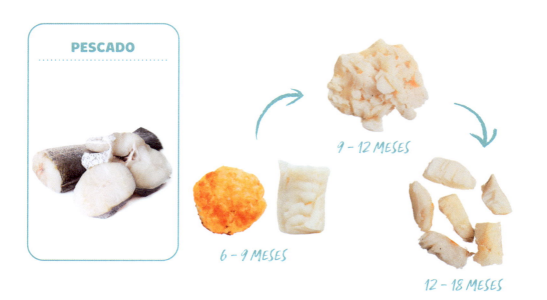

BLW y adiós a las papillas

PROTEÍNAS

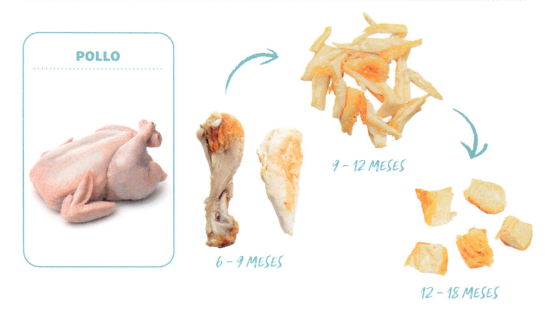

SALCHICHA

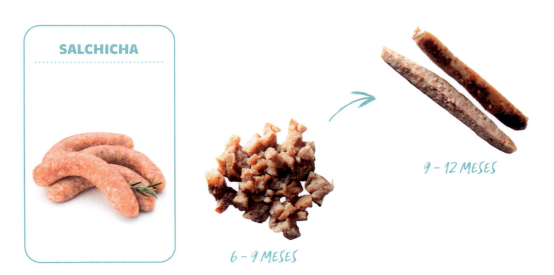

Guía visual

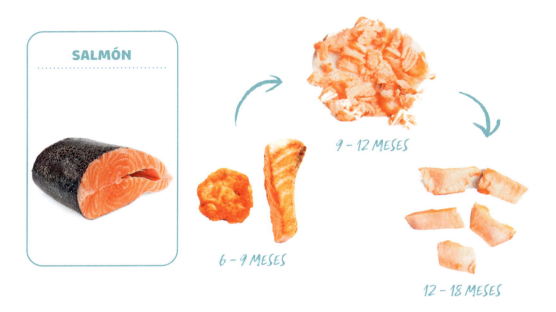

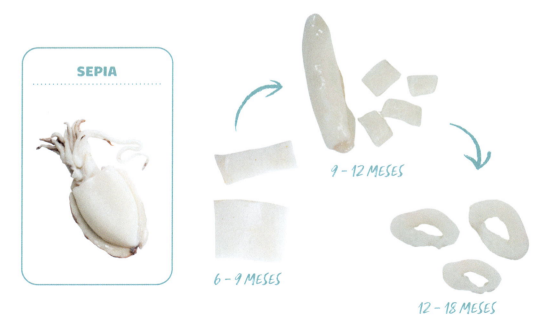

PROTEÍNAS

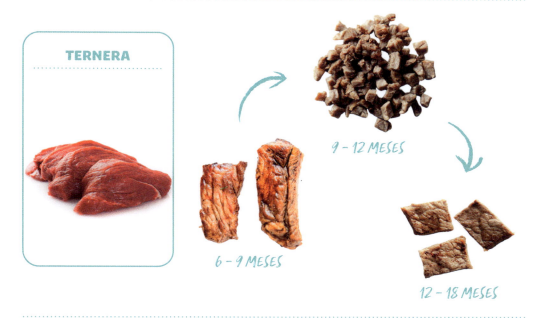

TERNERA

6 – 9 MESES

9 – 12 MESES

12 – 18 MESES

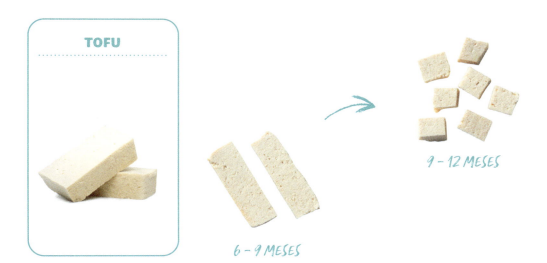

TOFU

6 – 9 MESES

9 – 12 MESES

HIDRATOS

ALUBIAS

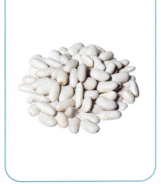
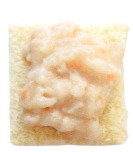
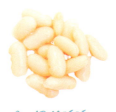

6 - 9 MESES

9 - 12 MESES

ARROZ

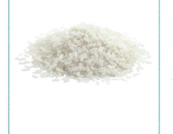

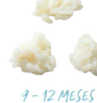
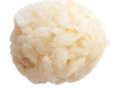
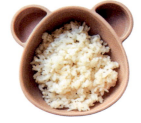

9 - 12 MESES

6 - 9 MESES

12 - 18 MESES

BLW y adiós a las papillas

Guía visual

AVENA

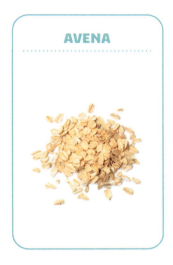
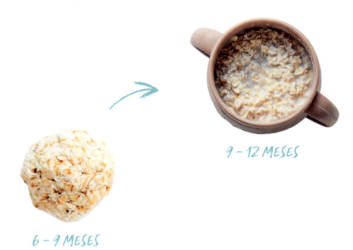

6 – 9 MESES

9 – 12 MESES

GARBANZOS

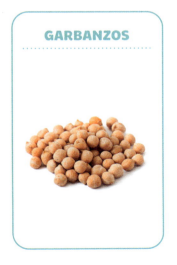
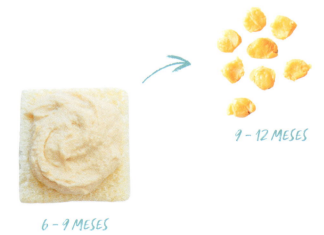

6 – 9 MESES

9 – 12 MESES

Guía visual

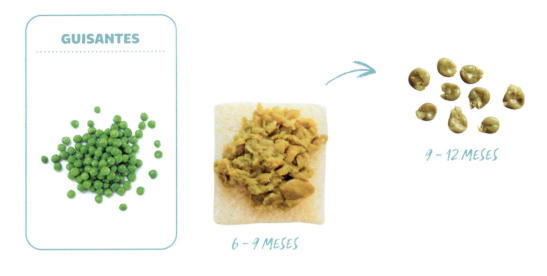

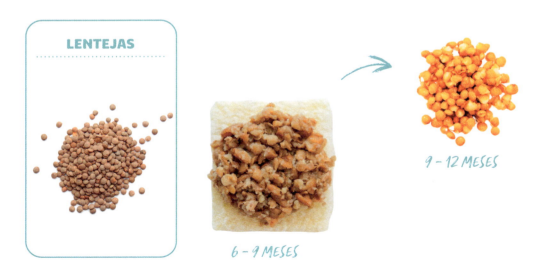

BLW y adiós a las papillas

HIDRATOS

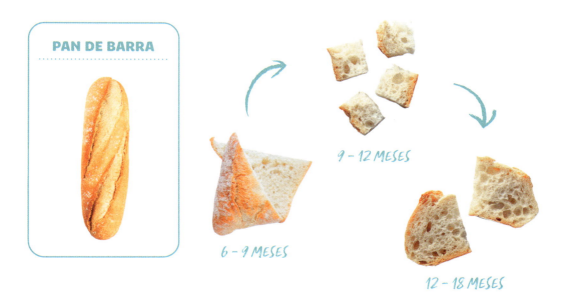

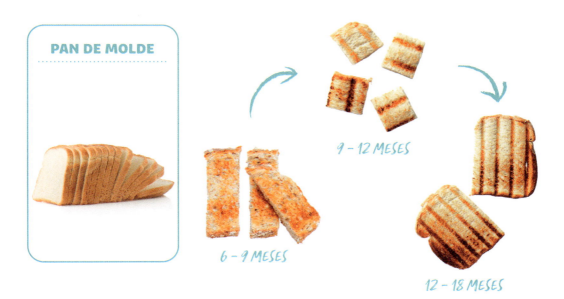

BLW seguro

Guía visual

QUINOA

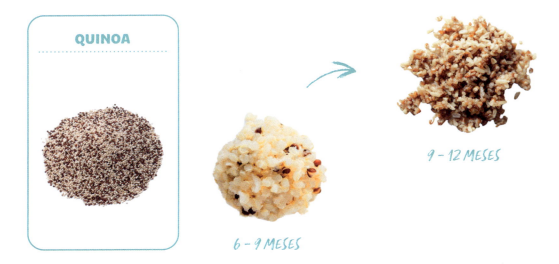

6 – 9 MESES

9 – 12 MESES

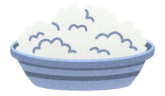

¿Cuanto más grande es el trozo, más posibilidad de atragantamiento?

Para sorpresa de muchos, un trozo más grande no tiene por qué representar un mayor riesgo de atragantamiento; de hecho, suele ser al contrario. Siempre que ofrezcas alimentos con una textura adecuada, los trozos más grandes son perfectamente seguros. Los trozos más pequeños, sobre todo al principio, son difíciles de agarrar y encima podrían causar atragantamiento.

¿Qué textura deben tener los alimentos?

Cuando comiences a introducir alimentos sólidos a tu bebé, enfócate en dos texturas principales:

- Texturas suaves y masticables que se puedan machacar con las encías del bebé. Ofrece alimentos como aguacate maduro, plátano maduro, huevos revueltos… Estos alimentos los puede aplastar fácilmente con sus delicadas encías.

- Texturas firmes y fibrosas. Son alimentos lo suficientemente grandes como para tener una especie de mango que el bebé podrá sostener mientras los mastica o succiona. En este caso, el bebé succionará los jugos (como con la carne) o masticará el alimento para calmar las encías y explorar. Algunos ejemplos son la carne, una pata de pollo sin piel, brócoli crudo o trozos de pepino pelado. Una vez que el bebé tenga dientes, debes dejar de servirle verduras crudas para evitar que se desprenda un trozo pequeño en su boca. Además, son perfectos para bebés a los que les están saliendo los dientes, ya que alivian el dolor al masajear la encía.

Como nota a tener en cuenta, es importante evitar alimentos con piel que se pueda desprender en la boca del bebé, por lo que es mejor cocer previamente alimentos como la manzana, las peras o el calabacín.

¿Cómo saber que un alimento está lo suficientemente blando?

Haz la prueba de aplastamiento siguiendo estos pasos:

- Toma una pequeña porción de alimento.
- Utiliza tu dedo índice y el pulgar.
- Aprieta el alimento con fuerza.
- Si se aplasta fácilmente, es seguro para el bebé.
- Si no se aplasta, el alimento es demasiado duro y se debe cocinar más.

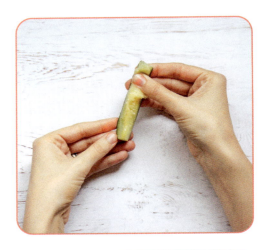
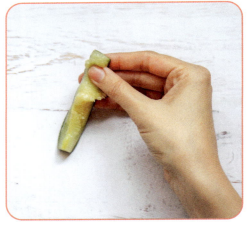
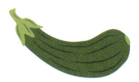

¿Cómo evitar que un alimento le resbale?

¡No es tan fácil aprender a coger alimentos! Especialmente si son resbaladizos y se quedan pegados a la mesa o al plato. Para que tu bebé pueda explorar con mayor facilidad los sabores y las texturas de los alimentos, puedes convertir incluso los más resbaladizos en bocados manejables. El aguacate, por ejemplo, puede ser un desafío para las pequeñas manos. Pero ¡no te preocupes, que hay solución para todo! Cubriendo estos alimentos con semillas de chía, cáñamo o psyllium, o con un poco de pan rallado crearás una superficie rugosa que facilitará el agarre. Estas semillas también aportarán nutrientes adicionales como fibra y proteínas, y convertirán los bocados en una experiencia nutritiva y divertida.

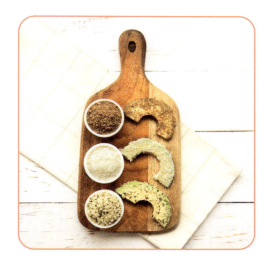

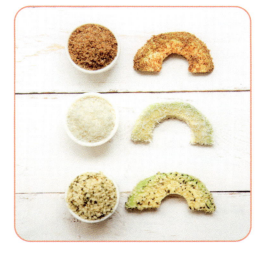

Errores que debemos evitar

Evita ofrecer alimentos que puedan representar un riesgo de atragantamiento.

- Alimentos demasiado duros: manzanas, zanahorias crudas, etc.
- Trozos de tamaño incorrecto: demasiado pequeños o de forma irregular.
- Carne demasiado seca: debe estar jugosa para facilitar la succión y que no se rompa.
- Alimentos redondos y resbaladizos: uvas, arándanos, tomates cherri enteros. Córtalos siempre.
- Alimentos que se deshacen fácilmente: pan seco, tortitas de maíz o galletas.

Adaptación complementaria para bebés con alergias

Adaptar la alimentación complementaria de un bebé con alergias requiere un cuidado especial y una planificación detallada. Es fundamental seguir las indicaciones del pediatra y del alergólogo para garantizar la seguridad y el bienestar del pequeño.

Puntos clave

Aquí te destaco los puntos que debes tener en cuenta:

- Diagnóstico preciso. Es imprescindible contar con un diagnóstico preciso de la alergia alimentaria para conocer los alimentos que el bebé debe evitar.
- Elaboración de un plan de alimentación. El pediatra o un nutricionista infantil elaborarán un plan de alimentación personalizado, en el que indiquen qué alimentos se pueden introducir y cuáles han de evitarse.
- Introducción gradual de alimentos. Los nuevos alimentos se introducirán uno por uno y en pequeñas cantidades para poder identificar posibles reacciones alérgicas.
- Lectura cuidadosa de etiquetas. Es fundamental leer detenidamente las etiquetas de todos los productos, incluso aquellos que parecen seguros, ya que muchos alimentos procesados contienen alérgenos ocultos.
- Preparación casera. Preparar los alimentos en casa permite tener un mayor control sobre los ingredientes y evitar posibles contaminaciones cruzadas.
- Supervisión constante. Es importante estar atentos a cualquier síntoma de alergia después de introducir un nuevo alimento, como erupciones cutáneas, vómitos, dificultad para respirar o hinchazón.

- Comunicación con otros cuidadores. Si el bebé está al cuidado de otras personas, como abuelos o cuidadores, es fundamental que estén informados sobre la alergia y las precauciones que hay que tomar.

Recomendaciones generales

- Evitar los alimentos alergénicos. Es fundamental evitar los alimentos que provocan la alergia y aquellos que pueden estar relacionados.
- Priorizar alimentos naturales. Los alimentos frescos y naturales son generalmente más seguros que los procesados.
- Consultar al pediatra. Ante cualquier duda, es fundamental consultar al pediatra o a un alergólogo.

Consejos para la introducción de nuevos alimentos

- Un alimento nuevo cada vez. Introduce un nuevo alimento cada 3-5 días para poder identificar posibles reacciones alérgicas.
- Observar al bebé. Observa al bebé durante las horas siguientes a la introducción de un nuevo alimento en busca de cualquier reacción adversa.
- Empezar con alimentos básicos. Comienza con alimentos de bajo riesgo alérgeno, como frutas y verduras.
- Cocinar en casa. Preparar los alimentos en casa te permite controlar los ingredientes y evitar posibles contaminaciones cruzadas.

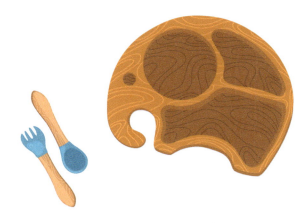

MI EXPERIENCIA.
TRUCOS Y RECOMENDACIONES

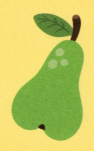

¿Qué necesitas comprar para empezar el BLW?

No necesitas nada especial, pero es verdad que hoy en día existen un montón de utensilios adaptadas para bebés que te harán la vida más fácil.

- Silla/trona que se ajuste a la altura de la mesa.
- Baberos, hay modelos muy buenos que llevan mangas, otros de silicona que incorporan un «cuenquito» a la altura del pecho.
- Platos (silicona, plástico sin BPA, vidrio, cerámica, acero inoxidable o madera ecológica no tratada con tóxicos). Al principio, un plato con ventosa puede ser útil para evitar que se vuelque. Además, he observado que, para empezar, es mejor que no tenga compartimentos.
- Cuchara y precuchara de materiales suaves para no dañar la encía al principio y, posteriormente, de acero inoxidable.
- Vaso para el agua, existen modelos para enseñarles a beber sin derramar, aunque puedes empezar con «vasos de chupito» que pesan un poco más que los vasos de plástico y los ayudará en su aprendizaje.

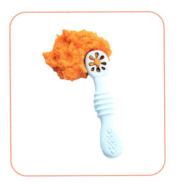 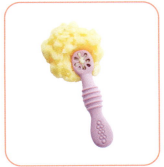 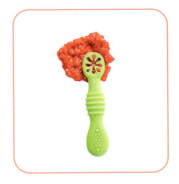

Mi experiencia, trucos y recomendaciones

¿Qué evitar durante la hora de la comida?

Cuantos menos estímulos tengan alrededor, más centrados estarán en su plato y en el acto de comer. Así que tendremos que evitar:

- Juguetes. La hora de la comida es para comer, no para jugar. Los juguetes pueden distraer al bebé y provocar que se ahogue.
- Distracciones. Apaga la televisión, tabletas y cualquier dispositivo electrónico, y crea un ambiente tranquilo para que se concentre en la comida.

Consejos de una mamá

Voy a compartir contigo algunos consejos que, aunque pueden resultar obvios, conviene que recordemos en esta etapa de crianza:

- Ten paciencia, las comidas pueden alargarse, ya que para ellos es una especie de juego.
- No te preocupes si no come casi nada, su alimento principal hasta el año es la leche materna o de fórmula; por algo se llama «alimentación complementaria».
- Las manchas se limpian, deja que experimente y se manche. Piensa que todo son nuevas sensaciones y conexiones en su cerebro.
- Predica con el ejemplo, siéntate con tu bebé a comer cosas similares y muéstrale cómo disfrutas.
- Programa los horarios de las comidas para cuando tu bebé no esté cansado ni tenga demasiada hambre.

¿Cómo conservar la comida del bebé?

Para conservar la comida casera de tu bebé, puedes guardarla en la nevera por un máximo de 3 días, siempre en un recipiente tapado. Si deseas almacenarla durante más tiempo, congélala en porciones individuales en recipientes herméticos y etiquétalos con la fecha correspondiente. La comida congelada se conserva bien hasta los 6 meses. Cuando llegue el momento de descongelarla, hazlo siempre en la nevera o en el microondas, nunca a temperatura ambiente. Recuerda que una vez descongelada, la comida no se debe volver a congelar. Tira cualquier resto de comida que no se haya consumido o que haya estado a temperatura ambiente durante más de 2 horas para garantizar la seguridad alimentaria de tu bebé.

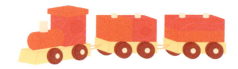

Dudas frecuentes durante el proceso

Voy a compartir contigo algunas de las cuestiones que me asaltaron a mí como madre, y otras que han surgido en conversaciones con otras madres y padres.

¿Cómo sé que ha comido bastante?

Es normal que te preguntes si tu bebé está comiendo lo suficiente. Observa sus señales de saciedad: si aparta la comida, cierra la boca o parece distraído, es probable que no le apetezca comer. Recuerda que los bebés suelen saber cuándo tienen hambre y cuándo están satisfechos. Además, la leche materna o de fórmula sigue siendo su principal fuente de nutrición.

Come muy despacio

¡La paciencia es clave en el BLW! Al principio, los bebés están más interesados en explorar y jugar con los alimentos que en ingerir grandes cantidades. Permítele que se tome su tiempo y disfrute de esta nueva experiencia.

Rechaza ciertos alimentos

No te preocupes si tu bebé rechaza algunos alimentos o simplemente no los toca. Es del todo normal. Los bebés necesitan tiempo para acostumbrarse a nuevos sabores y texturas. Sigue ofreciéndole el alimento en diferentes presentaciones y ocasiones, y ya verás cómo acabará probándolo.

Solo quiere snacks

Esto es un tema un poco delicado. Como es obvio, preferirá los snacks, en especial si son dulces o a base de pan/galletas..., pero te toca empezar a cocinar snacks más saciantes y saludables para que no picotee tanto o no brindarle tantas oportunidades de comer snacks. Cada bebé es un mundo, así que ve probando formas diferentes para que guarde el hambre hasta su comida principal.

De repente no quiere comer

Los bebés pasan por etapas en las que su apetito puede variar. Si tu bebé está creciendo y se desarrolla normalmente, no te alarmes si hay días en los que come menos. De todos modos, habla con tu pediatra para seguir de cerca la evolución de tu peque.

Tira la comida al suelo

¡Es normal! Los bebés exploran el mundo a través de los sentidos y del juego, y tirar la comida es una forma de hacerlo. Reacciona con calma y prueba a ofrecerle un cuenco donde echar la comida que quiere tirar al suelo.

No se lleva la comida a la boca

Cada bebé tiene su propio ritmo. Si tu bebé no parece interesado en llevarse la comida a la boca, no te preocupes. Ofrécele tú los alimentos, dáselos para que los pueda coger con la mano. En efecto, a veces cogerlos directamente de la mesa es un paso un poco difícil de dar, por lo que le puedes echar una mano. También puedes usar precucharas para motivarlo.

¿Puedo ofrecerle trozos grandes de carne?

Sí. Al ofrecerle una tira larga, una pata de pollo con hueso o una costilla, le estás dando al bebé un mango para que sostenga el alimento mientras succiona los jugos ricos en hierro de la carne. Luego, podrá dejarla a un lado cuando termine. No tragará trozos de carne a menos que sea supersuave y desmenuzada.

Se mete demasiada comida

Es común que al principio los bebés se metan mucha comida en la boca y, por ende, es normal que tú te asustes. Supervísalo siempre para evitar que se atragante, pero no te alarmes si lo hace ocasionalmente. Puedes medir las cantidades de comida que vas poniendo en el plato para que no tenga la oportunidad de atiborrarse de golpe.

Se deja comida en los mofletes

Carla es una de estas —¡ja, ja!—, es muy gracioso verla de repente rumiar un trozo de brócoli de la comida de hace 45 minutos que tenía en un moflete. Los bebés utilizan sus mejillas para explorar los alimentos. Con el tiempo, aprenden a masticar, tragar y no guardar para luego.

Tiene muchas arcadas

Las arcadas son comunes en los bebés, especialmente al principio. Ofrece trozos más blanditos para reducir las molestias y, sobre todo, mantén la calma.

No prueba nada nuevo

La paciencia es fundamental. Sigue ofreciendo nuevos alimentos de forma divertida y creativa. Combina los alimentos nuevos con otros que ya le gustan para facilitar la aceptación.

Estreñimiento

Si a tu bebé le cuesta hacer caca, aumenta la ingesta de líquidos y ofrece alimentos ricos en fibra, como frutas, verduras y cereales integrales. Si el estreñimiento persiste, consulta a tu pediatra.

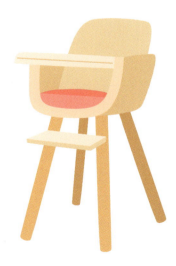

ETAPAS

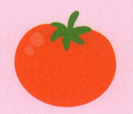

Etapa 1. Los primeros bocados (6-9 meses)

¿Cómo saber si mi bebé está listo?

- ☐ Tiene al menos 6 meses de edad.
- ☐ He confirmado con mi pediatra que está listo para empezar.
- ☐ Se mantiene sentado sin apoyo.
- ☐ Agarra objetos con las manos y se los lleva a la boca.
- ☐ He completado un curso de primeros auxilios para bebés (no son caros y te brindan mucha tranquilidad).
- ☐ Me siento preparada para empezar esta aventura.

¿Cómo cogerá los alimentos?

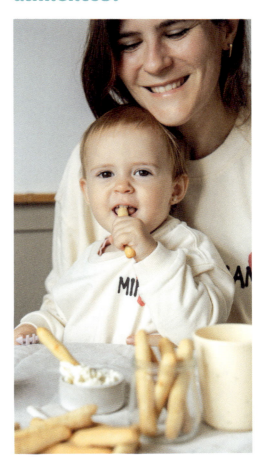

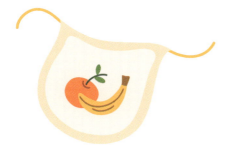

Presentación y cantidad de comida

- El primer mes no le des demasiado al coco buscando recetas, prioriza alimentos enteros sin mezclar.
- Empieza sirviendo 1 o 2 alimentos.

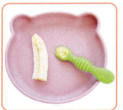
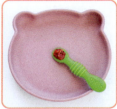

¿Qué habilidades va a adquirir en esta etapa?

- Reflejo de agarre palmar. Perfeccionará el agarre de los alimentos con el puño.
- Coordinación mano-boca. Mejorará su habilidad para llevarse los alimentos a la boca.
- Desarrollo de los sentidos. Aprenderá a distinguir diferentes sabores y a masticar.

Trucos para esta etapa

- Según mi experiencia, los platos sin compartimentos para que tu bebé encuentre la comida al principio.
- Empieza a introducir el lenguje de signos con palabras como «agua», «más», «se acabó», etc.

- Preséntale siempre cubiertos, como un tenedor o cuchara de silicona en el plato, aunque no los use. Puedes poner comida en ellos y dárselos para que los coja con la mano.
- Se mancharán de arriba abajo, ten toallitas o un paño a mano, pero recuerda no interrumpir constantemente la comida para limpiarle, ya que puede llegar a entenderse como una experiencia negativa. Las manchas se limpian..., así que respira hondo que todo mejora con el tiempo.

¿Cómo cortar los alimentos y cómo servirlos?

- Corte alargado. Corta los alimentos en tiras o palitos fáciles de agarrar.
- En precuchara. Si tu textura es un poco más líquida o muy pequeña, puedes servirlos en una precuchara.
- Tamaño adecuado. Los trozos deben ser lo suficientemente grandes para que los pueda sujetar, pero no tan grandes que se atragante.

¿Qué alimentos evitar?

- lácteos
- verduras de hoja verde
- sal
- embutido
- aceitunas sin hueso
- pescado crudo

- pescados enlatados como las anchoas o sardinas
- azúcar o productos que lo contengan
- marisco
- carne de caza, como el ciervo, el conejo, la codorniz…
- pescados grandes como atún rojo, rape, tiburón, pez espada…

¿Qué esperar de mi bebé?

- Muchas arcadas, pero ¡paciencia!, ya hemos visto que es normal.
- Muecas, caras raras, ruiditos y risas nerviosas. No significa que no le guste, por lo que no dejes de presentarle estos alimentos.
- Más que querer comer, querrá jugar. No pasa nada, forma parte del proceso y su alimento principal es la leche materna o de fórmula.
- A lo mejor no sabrá coger los alimentos del plato. Ayúdalo y acércaselos tú para que los coja con la mano.
- Muchas manchas, pero se lavan.

Notas personales

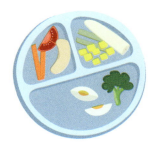

Etapas

Etapa 2. Pequeños exploradores (9-12 meses)

¿Cómo saber si mi bebé está en esta fase?

☐ Empieza a pinzar alimentos. Podrá coger alimentos más pequeños con el pulgar y el índice.

¿Cómo cogerá los alimentos?

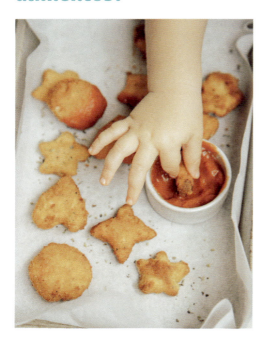

Presentación y cantidad de comida

Ya puedes combinar 2-3 alimentos en un mismo plato sin problema. Por mi experiencia, en esta fase Carla prefería que estuvieran separados en compartimentos distintos para diferenciarlos bien.

- Seguramente tu bebé ya pueda seguiros en al menos dos comidas diarias.
- Sigue priorizando los alimentos enteros, sobre todo los que no haya probado aún, y empieza a introducir algunas recetas.

¿Qué habilidades va a adquirir en esta etapa?

- Independencia. Deseará alimentarse solo y explorar diferentes maneras de llevarse la comida a la boca.
- Socialización. Disfrutará de las comidas familiares y aprenderá a comer en compañía.
- Ampliación de su paladar. Probará alimentos con sabores más complejos.

Trucos para esta etapa

- Ofrece trozos más pequeños. Ahora puede manejar alimentos más pequeños.
- Sigue animándole a usar cubiertos. Exagera los movimientos de mojar o coger cosas con la cuchara para que acabe imitándote.
- Involúcrale en la preparación de los alimentos. Déjale que te ayude a lavar las frutas o a mezclar ingredientes.

¿Cómo cortar los alimentos y cómo servirlos?

- Corte en trozos pequeños. Los alimentos deben ser lo suficientemente pequeños para que los pueda coger con facilidad.
- Variedad de formas. Ofrece alimentos con distintas formas y tamaños para estimular su interés.
- Presentaciones divertidas. Utiliza moldes para crear figuras divertidas con los alimentos.

¿Qué alimentos evitar?

- lácteos
- verduras de hoja verde
- sal
- cacao puro (100 %)
- embutido
- aceitunas sin hueso
- pescados enlatados como las anchoas, sardinas
- azúcar o productos que lo contengan
- marisco
- pescado crudo
- carne de caza como el ciervo, conejo, codorniz…
- pescados grandes como atún rojo, rape, tiburón, pez espada…

¿Qué esperar de mi bebé?

- Mayor autonomía. Querrá participar activamente en las comidas.
- Exploración de diferentes texturas y sabores. Experimentará con distintas combinaciones de alimentos.
- Algunos rechazos. Es normal que haya alimentos que no le gusten.
- Puede que se meta demasiada comida en la boca, es normal (ver pág. 74).

Notas personales

Etapa 3. Pequeños comensales (12-18 meses)

¿Qué ha cambiado?

Verás que, aunque sigue usando los deditos como pinza, ya empieza a utilizar los cubiertos solo.

Presentación y cantidad de comida

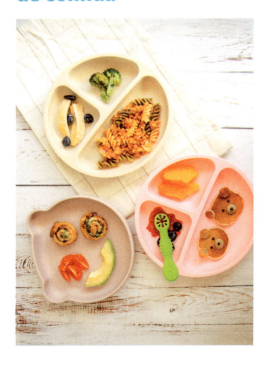

¿Qué habilidades va a adquirir en esta etapa?

- Autonomía. Deseará alimentarse solo con cuchara y tenedor, y participar en la preparación de los alimentos.
- Socialización. Disfrutará de las comidas familiares y aprenderá a comer en compañía.
- Ampliación de su paladar. Podrá probar alimentos con diversas texturas, sabores y especias.

Trucos para esta etapa

- Comienza a dejarle elegir entre dos opciones saludables. Esto no significa que elija el menú entero, pero puedes empezar por decirle: «¿Quieres estas zanahorias o este brócoli?».
- No pasa nada si se salta la merienda o una comida, siempre que no mate el hambre con snacks. Hay que escuchar e identificar su hambre real.
- Establece una rutina. Come en familia a horas regulares para crear hábitos saludables.

- No asumas que algo no le gustará o que no se lo comerá: a fuerza de presentárselo, lo acabará probando un día.
- Utiliza el «chinchín» —juntar los alimentos— a la hora de comer; por ejemplo, que él coja ese trozo de brócoli, mamá también y ahora ¡chinchín! Utilízalo con todo, incluso con alimentos que no se atreve a probar.

¿Cómo cortar los alimentos y cómo servirlos?

- Tamaño de bocados que puedan cogerse con el tenedor o cuchara. Los trozos pueden ser más grandes, pero asegúrate de que sean fáciles de manejar.

¿Qué alimentos evitar?

- azúcar o productos que lo contengan
- marisco
- pescado crudo
- carne de caza como el ciervo, conejo, codorniz…
- pescados grandes como atún rojo, rape, tiburón, pez espada…

¿Qué esperar de mi bebé?

- Preferencias alimentarias, tendrá claro qué le gusta y qué no, pero aun así sigue presentándoselo.
- Mayor autonomía. Querrá participar en todas las etapas de la comida, desde la preparación hasta la limpieza.
- Retará tu paciencia en búsqueda de una reacción: no se la des, sé indiferente al hecho de que coma o no.
- Te pedirá snacks a todas horas: no caigas en la tentación; cuantos más snacks tome, menos comerá durante la comida principal.
- Le encantará compartir (o, mejor dicho, comerse tu comida), así que déjale que participe en los aperitivos o, incluso, cuando ha acabado de comer, que se siente contigo y, en caso de querer un poquito más, que lo coma.

Notas personales

RECETAS PASO A PASO Y CÓMO SERVIRLAS

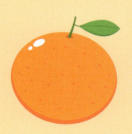

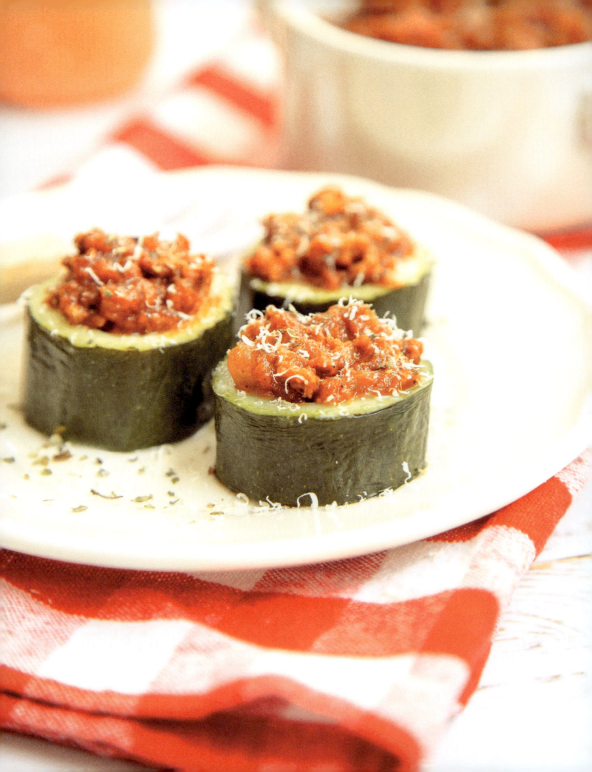

Tronquitos de calabacín rellenos

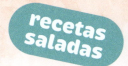
recetas saladas

Ingredientes:
- 250 g de calabacín
- 100 g de carne de pollo picada
- 20 ml de aceite de oliva
- salsa de tomate (ver la receta en la p. 141)

Preparación

1. Corta el calabacín en rodajas gruesas.
2. Llena una olla con agua hasta la mitad inferior de la vaporera. Coloca las piezas de calabacín dentro.
3. Cubre la olla y lleva el agua a ebullición. Una vez que el agua hierva, reduce el fuego a medio-bajo y cocina el calabacín durante 5-7 minutos o hasta que esté tierno, pero aún firme.
4. Pon una sartén a calentar con aceite a fuego medio alto. Echa la carne picada y cocina 5-6 minutos o hasta que esté hecha.
5. Echa la salsa de tomate y cocina dos minutos más.
6. Coge los tronquitos de calabacín y, con una cuchara, vacía el interior y rellénalos con la mezcla de la boloñesa.

¿Cómo servir?
- **6-9 meses** → Deja en tronquitos o corta el calabacín de forma alargada.
- **9-12 meses** → En trocitos pequeños.
- **12-18 meses** → Por la mitad para que sea más fácil pinchar con el tenedor.

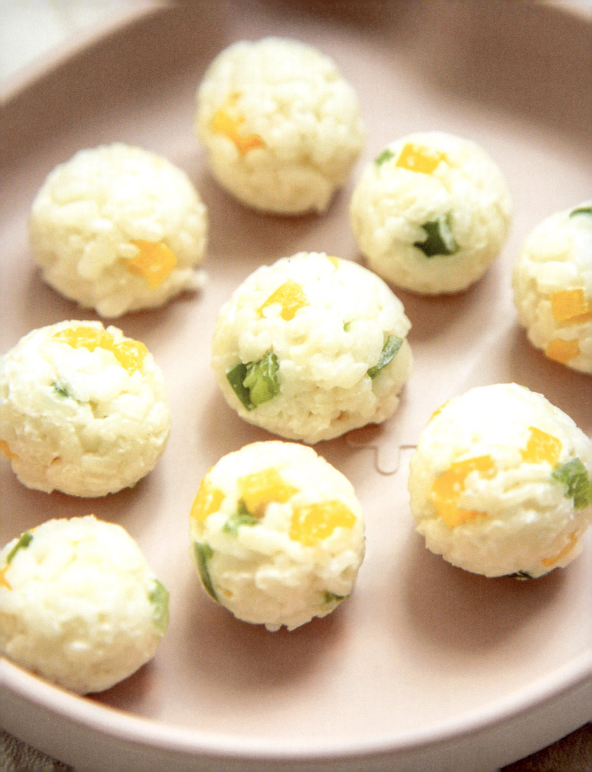

Bolitas de arroz y pescado

Ingredientes:
- 300 g de arroz cocido
- 80 g de merluza
- 60 g de cebolla
- 30 g de pimiento verde
- 30 g de pimiento amarillo
- 20 ml de aceite de oliva

Preparación
1. Pon una sartén a calentar a fuego medio con un poco de aceite.
2. Cocina la merluza en la sartén 3 minutos por cada lado.
3. Retira de la sartén, desmiga con un tenedor y reserva.
4. Corta la cebolla y los pimientos en daditos, y sofríe 3-4 minutos en la sartén a fuego medio.
5. En un bol, echa el arroz cocido, el pescado y las verduras, y mézclalo bien con un tenedor.
6. Coge un poco de la mezcla con una cuchara y dale forma de bolitas con las manos.

¿Cómo servir?
- En forma de bola para todas las edades.

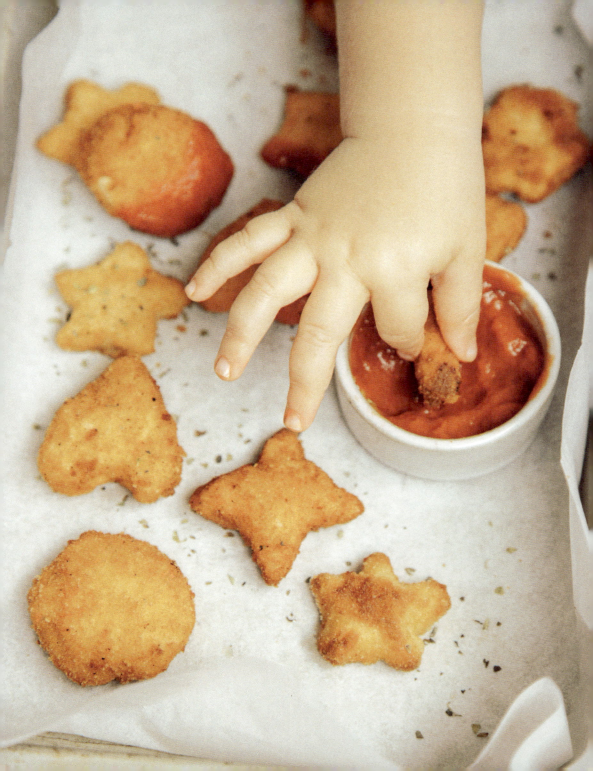

Nuggets de pollo

Ingredientes:

- 450 g de carne picada de pollo
- 100 g de coliflor
- 20 g de calabacín
- 30 g de zanahoria
- 50 g de pan rallado

Preparación

1. Precalienta el horno a 190 °C.
2. En un procesador de alimentos tritura la coliflor, el calabacín y la zanahoria.
3. Agrega la carne picada y vuelve a triturar.
4. Con una cuchara coge un poco de la masa y dale forma con las manos o, si no, con un cortapastas.
5. Pasa cada nugget por pan rallado asegurándote de que cubre ambos lados.
6. Coloca los nuggets encima de un papel de horno en una bandeja y hornea 20 minutos.

¿Cómo servir?

- **6-9 meses** → Haz los nuggets de forma alargada para que sea más fácil cogerlos.
- **9-12 meses** → En trocitos pequeños.
- **12-18 meses** → Por la mitad para que sea más fácil pinchar con el tenedor.

Recetas saladas

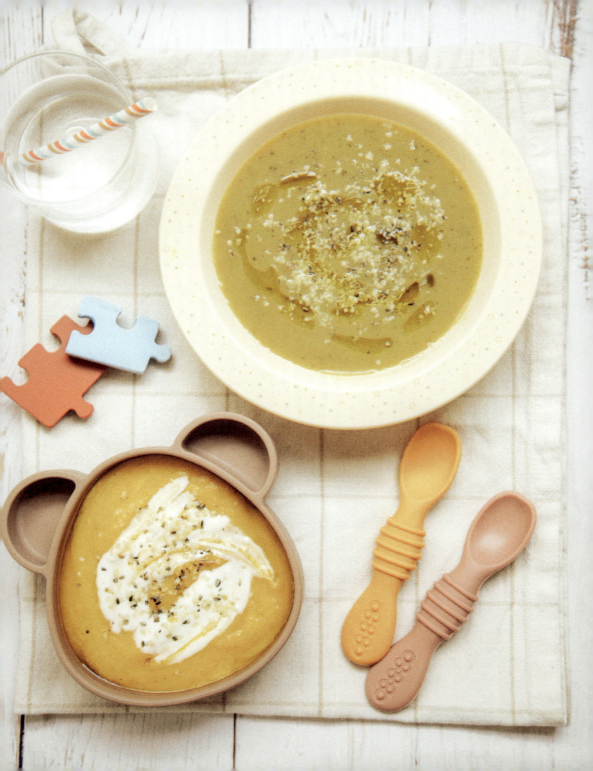

Crema de calabacín

Ingredientes:
- 500 g de calabacín
- 50 g de cebolla
- 1 diente de ajo
- 500 ml de caldo de verduras
- aceite de oliva al gusto

Preparación

1. Pica la cebolla y el ajo. En una olla, calienta el aceite de oliva y sofríe las verduras 5-6 minutos.
2. Pica el calabacín en trozos y añádelo a la olla con las verduras sofritas.
3. Vierte el caldo de verduras sobre las verduras. Lleva a ebullición y cocina a fuego medio durante unos 20 minutos.
4. Retira la olla del fuego y utiliza una batidora de mano o un procesador de alimentos para triturar la sopa hasta obtener una textura suave y cremosa.

¿Cómo servir?
- **6-9 meses** → Hazla más espesa y sírvela con pre-cuchara.
- **de 9 meses en adelante** → Sirve con una cuchara o úsala como salsa para arroz, pasta o carne.

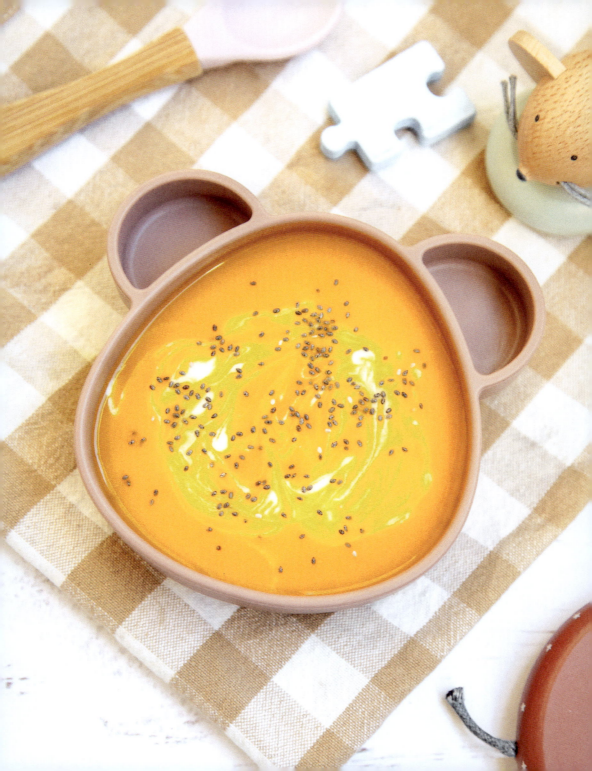

Crema de calabaza

Ingredientes:
- 500 g de calabaza
- 50 g de cebolla
- 1 diente de ajo
- 500 ml de caldo de verduras
- aceite de oliva al gusto
- nuez moscada al gusto

Preparación

1. Precalienta el horno a 200 °C.
2. Corta la calabaza en trozos grandes, rocíala con un poco de aceite de oliva. Ásala en el horno durante 30-40 minutos.
3. Mientras se asa la calabaza, pica la cebolla y el ajo, y sofríelos en una olla con aceite de oliva.
4. Una vez que la calabaza esté asada, añádela a la olla con la cebolla y el ajo sofritos. Vierte el caldo de verduras y echa nuez moscada al gusto. Lleva a ebullición y cocina a fuego medio durante 15 minutos.
5. Retira la olla del fuego y tritura la sopa hasta obtener una textura suave y cremosa.

¿Cómo servir?
- **6-9 meses** → Precarga la cuchara con un poco de crema.
- **de 9-12 meses en adelante** → Deja que vaya aprendiendo a usar la cuchara. Se puede usar también como salsa para carne o arroces o pasta.

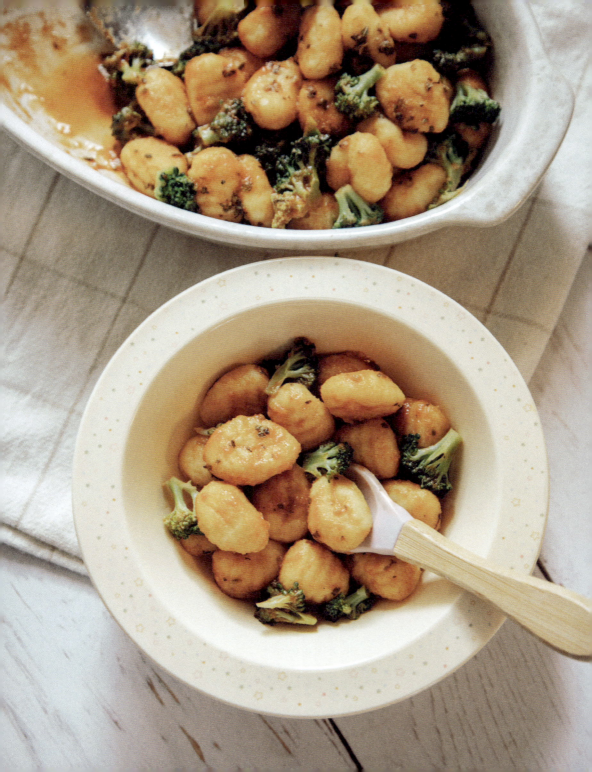

Ñoquis caseros con tomate y brócoli

Ingredientes:
Para los ñoquis:
- 500 g de patatas
- 130 g de harina de trigo
- 1 huevo
- 125 g de brócoli

Para la salsa de tomate:
- ver la receta en la página 141

Preparación
1. Hierve las patatas en una olla grande con agua hasta que estén tiernas. Escurre y pela.
2. En un bol, mezcla las patatas cocidas con la harina. Agrega el huevo y amasa hasta obtener una masa suave.
3. Corta trozos de masa y dale forma redondeada con la mano. Luego, presiona cada trozo con un tenedor para crear los característicos surcos.
4. Pon a hervir agua en una olla. Agrega los ñoquis y el brócoli, y cuécelos 4-5 minutos hasta que floten en la superficie. Escúrrelos y sírvelos con la salsa de tomate.

¿Cómo servir?
- **6-9 meses** → Evita o hazlos de forma más alargada.
- **9-12 meses** → En trocitos pequeños.
- **12-18 meses** → Por la mitad para que sea más fácil pinchar con el tenedor y evitar la forma redonda.

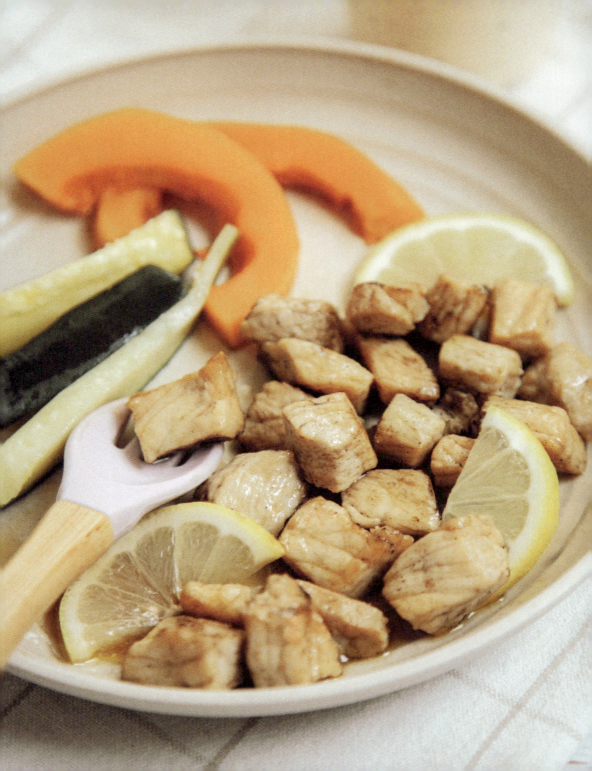

Taquitos de lomo con miel y limón

Ingredientes:
- 400 g de lomo de cerdo
- 1 ½ limón
- 1 cucharada de miel:
- 15 ml de agua
- 15 ml de aceite de oliva
- una pizca de pimienta
- una pizca de romero

Preparación
1. Corta el lomo de cerdo en taquitos pequeños. Echa una pizca de pimienta y de romero encima.
2. Calienta una sartén a fuego medio-alto con un poco de aceite.
3. Saltea el cerdo hasta que esté dorado por todas partes.
4. Exprime el limón y echa su zumo en la sartén con el cerdo, la miel y el agua. Cocina unos minutos hasta que se evapore el líquido.
5. Sirve con verduras al vapor (ver la receta en la página 146).

¿Cómo servir?
- **6-9 meses** → Corta la carne de forma más alargada o simplemente haz costillas. Usa pasta de dátil en vez de miel.
- **9-12 meses** → En trocitos pequeños. Usa pasta de dátil en vez de miel.
- **12-18 meses** → Hazlos pequeñitos para que los pueda pinchar con el tenedor.

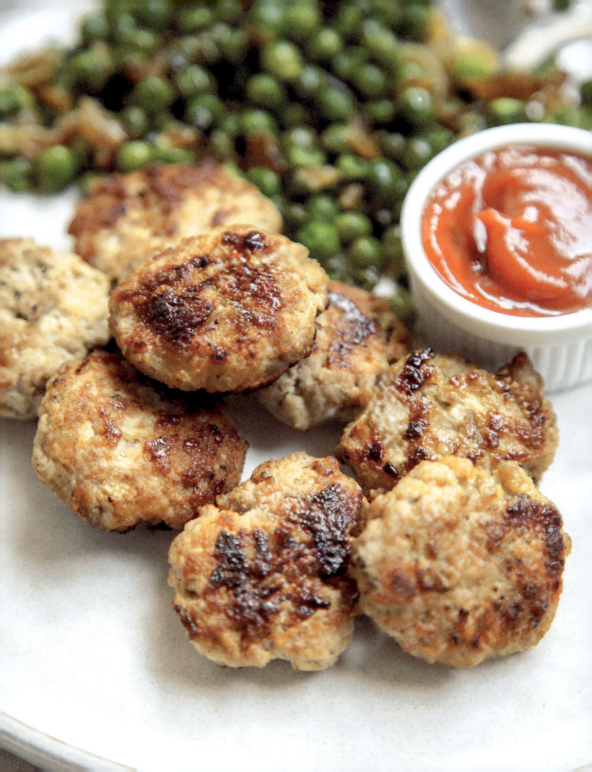

Burgers de pescado

Ingredientes:

- 300 g de salmón (sin piel ni espinas). Puedes usar cualquier pescado o carne picada
- 100 g de cebolla
- 1 diente de ajo
- 50 g de apio
- 50 g de pimiento rojo
- 75 g de pan rallado o 35 g de harina de coco
- 1 huevo
- 15 ml de aceite de oliva virgen extra
- 50 g de queso mascarpone o yogur de coco para menores de 12 meses

Preparación

1. Calienta una sartén a fuego medio-alto con aceite. Cocina el salmón durante 5 minutos. Deja enfriar y desmenúzalo con un tenedor.
2. Pica finamente la cebolla, el ajo, el apio y el pimiento.
3. En la misma sartén, echa un poco más de aceite si lo ves necesario y sofríe las verduras durante unos 10 minutos.
4. En un bol, mezcla el salmón desmenuzado, las verduras sofritas, el pan rallado, el huevo y el queso. Dale forma de pequeñas burgers a la mezcla.
5. Calienta la sartén con un poco de aceite a fuego medio-alto y cocina las burgers hasta que estén doradas por todos los lados. También puedes hornearlas a 200 °C durante unos 10 minutos.

¿Cómo servir?
- **6-9 meses** → En forma de miniburger.
- **9-12 meses** → En trocitos pequeños.
- **12-18 meses** → Por la mitad o en cuartos para que sea más fácil pinchar con el tenedor.

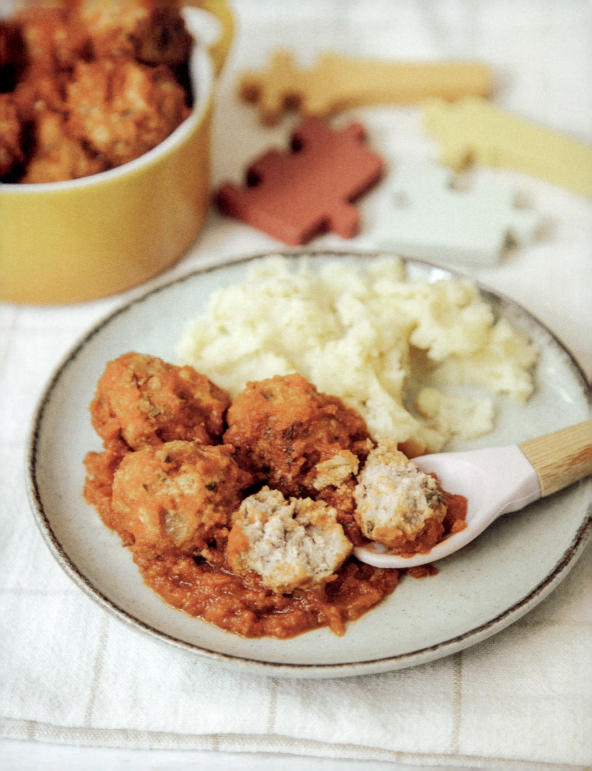

Albóndigas con tomate

Ingredientes:
- 500 g de carne picada de ternera o cerdo
- 50 g de pan rallado o 25 g de harina de coco
- 50 g de cebolla
- 1 diente de ajo
- 1 huevo
- 15 ml de aceite de oliva
- 500 g de tomates triturados
- 15 g de albahaca fresca picada

Preparación
1. En un bol grande, mezcla la carne picada, el pan rallado, la cebolla, el ajo, el huevo y la mitad de la albahaca.
2. Forma pequeñas albóndigas de la mitad del tamaño de una pelota de golf.
3. Calienta el aceite de oliva en una sartén a fuego alto. Agrega las albóndigas y dóralas por todos lados durante 4-5 minutos.
4. Reduce el fuego, agrega el tomate triturado y la albahaca restante.
5. Tapa la sartén y cocina a fuego medio durante aproximadamente 20 minutos.
6. Sirve con puré de patata.

¿Cómo servir?
- **6-9 meses** → En forma de albóndiga.
- **9-12 meses** → En trocitos pequeños.
- **12-18 meses** → Por la mitad o en cuartos para que sea más fácil pinchar con el tenedor.

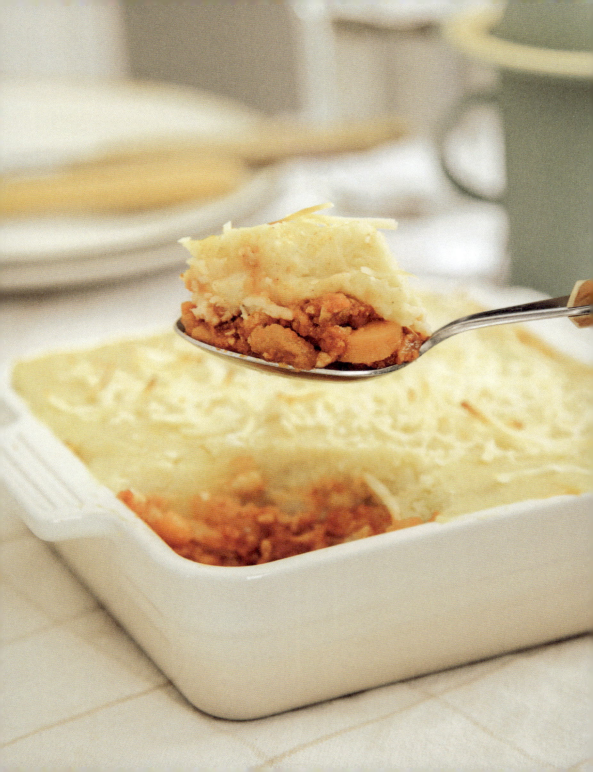

Pastel de carne

Ingredientes:

- 15 ml de aceite de oliva
- 100 g de cebolla
- 2 dientes de ajo
- 200 g de zanahorias
- 100 g de apio
- una pizca de comino
- 250 g de carne picada de ternera o cordero
- 150 g de calabacín
- 200 g de tomate triturado
- 1 kg de patatas
- 50 g de mantequilla o ghee
- ½ cucharadita de nuez moscada
- ½ cucharada de pimienta
- 75 ml de leche o bebida vegetal

Preparación

1. Pela y corta la cebolla, la zanahoria, el apio y el ajo en trocitos pequeñitos.
2. Calienta el aceite en una sartén mediana, agrega la cebolla y cocina durante 5 minutos hasta que esté suave.
3. Agrega el ajo, las zanahorias, el apio y el comino. Cocina 2 minutos más.
4. Añade la carne picada y cocina hasta que esté dorada.
5. Incorpora el calabacín y el tomate, cocina 20-30 minutos más.
6. Hierve las patatas peladas durante 10-15 minutos hasta que estén tiernas.
7. Escurre las patatas y machácalas con la mantequilla, nuez moscada, pimienta y la leche.
8. Vierte la mezcla de carne en un plato hondo para horno, cúbrela con el puré de patata y espolvorea el queso por encima.
9. Precalienta el horno a 180 °C y hornea durante 30 minutos.

¿Cómo servir?

- **6-9 meses** → En precuchara.
- **9-12 meses** → En cuchara el puré y poner trocitos más compactos de carne.
- **12-18 meses** → El puré y la carne junto o por separado, según la preferencia del bebé.

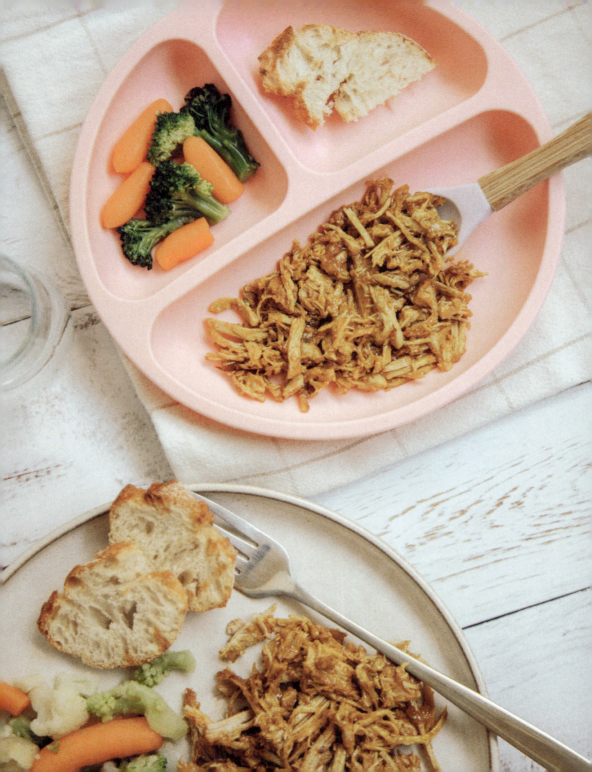

Pulled pork

Ingredientes:

- 1 kg de lomo de cerdo
- 150 g de cebollas
- 2 dientes de ajo
- 140 ml de caldo de pollo
- ½ cucharadita de comino molido
- ½ cucharada de pimentón
- ½ cucharada de canela
- ½ cucharada de pimienta

Preparación

1. Precalienta el horno a 220 °C y luego reduce a 130 °C cuando introduzcas la carne.
2. Coloca las cebollas y el ajo en el fondo de una cazuela apta para horno y vierte el caldo de pollo.
3. Combina las especias en un bol, seca la carne de cerdo con un papel de cocina y frótalo con la mezcla de especias.
4. Agrega la carne de cerdo a la cazuela, tapa y cocina durante 4-5 horas. Rocía la carne con el líquido cada hora o dos, y agrega más agua si es necesario.
5. Una vez cocida, desmenuza la carne con dos tenedores.
6. Sirve con verduras al vapor.

¿Cómo servir?

- **6-9 meses** → En precuchara.
- **9-12 meses** → Júntalo para que le sea más fácil hacer pinza.
- **12-18 meses** → Sirve como en la foto para que pueda usar el tenedor.

Recetas saladas

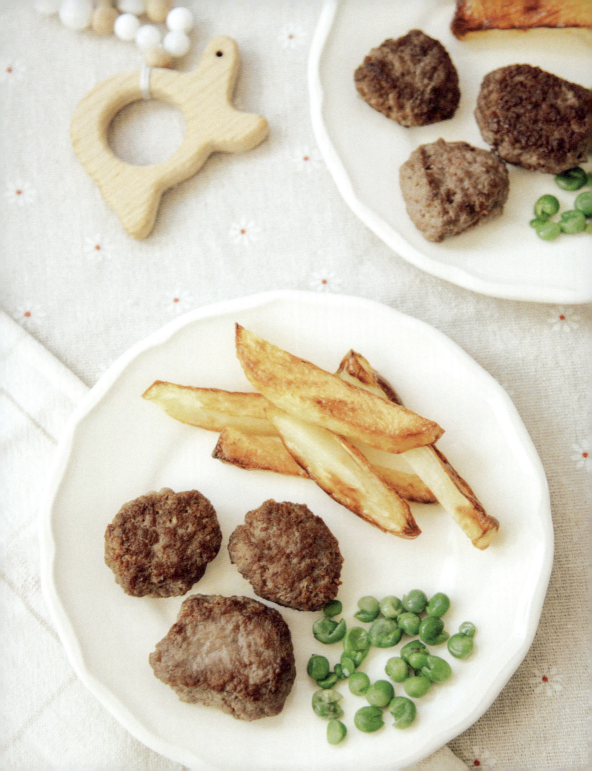

Miniburgers de ternera y verduras

Ingredientes:
- 500 g de carne picada
- 50 g de cebolla
- 75 g de zanahoria
- 80 g de calabacín
- 1 diente de ajo, picado
- 1 huevo

Preparación

1. Ralla la cebolla, la zanahoria y el calabacín. Escurre el exceso de líquido.
2. En un bol grande, combina la carne picada, las verduras ralladas, el ajo y el huevo ligeramente batido. Mezcla hasta que todos los ingredientes estén bien incorporados.
3. Divide la mezcla en bolitas pequeñas y forma hamburguesas.
4. Cocina las hamburguesas en una sartén a fuego medio-alto durante 3 minutos por lado o hasta que estén bien cocidas.
5. Sirve con patatas y guisantes de guarnición.

¿Cómo servir?
- **6-9 meses** → En forma de miniburger.
- **9-12 meses** → En trocitos pequeños.
- **12-18 meses** → Por la mitad o en cuartos para que sea más fácil pinchar con el tenedor.

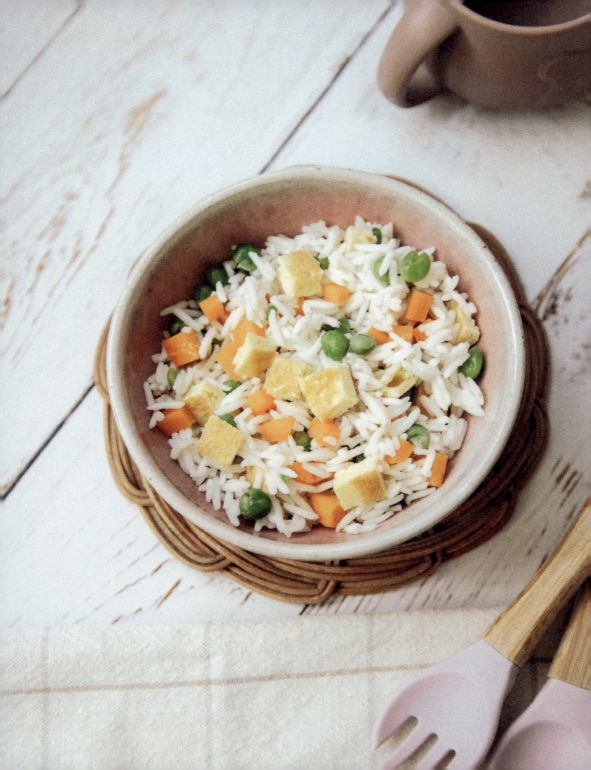

Arroz tres delicias

Ingredientes:

- 1 cucharada (15 ml) de aceite de oliva
- 70 g de zanahoria
- 70 g de guisantes
- 50 ml de agua
- 100 g de jamón york bajo en sal
- 1 diente de ajo, picado
- 2 huevos
- 400 g de arroz cocido

Preparación

1. Corta la zanahoria y el jamón york en trocitos muy pequeñitos.
2. Calienta el aceite de oliva en una sartén a fuego medio. Agrega la zanahoria, los guisantes y el agua, y cocina 3-5 minutos. Asegúrate de ir aplastando los guisantes en el proceso.
3. Agrega el jamón york y el ajo picado. Sofríe durante 5 minutos.
4. Echa el arroz y saltea durante unos minutos.
5. Baja el fuego a bajo y desplaza las verduras hacia un lado de la sartén. Rompe los huevos directamente en la sartén y revuelve hasta que estén cocidos. Mezcla el huevo con las verduras.

¿Cómo servir?

- **6-9 meses** → Mejor evitar, aunque se puede modificar la receta para que se pueda triturar un poco y darle forma de bolita.
- **de 9 meses en adelante** → En trocitos pequeños.

Recetas saladas

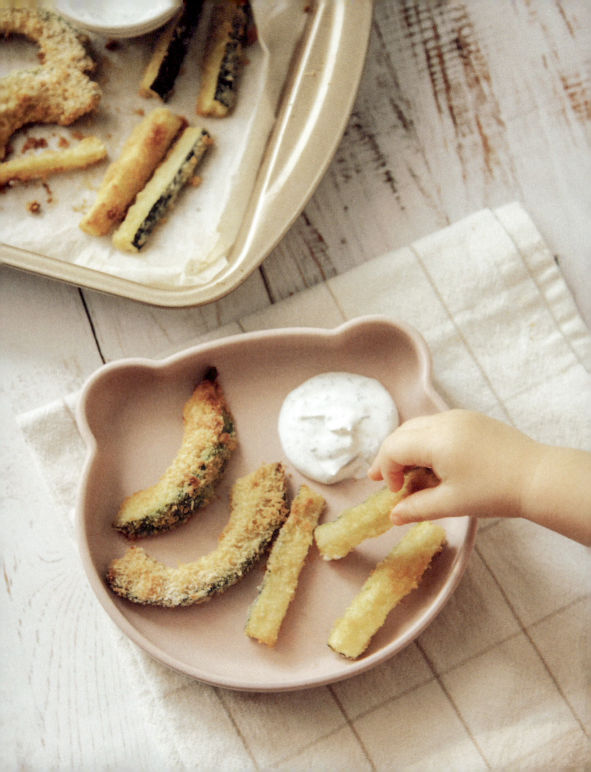

Palitos de calabacín y aguacate

Ingredientes:

- 1 aguacate grande y maduro (aprox. 200 g)
- 200 g de calabacín
- 40 g de harina de trigo, de avena o sin gluten
- 3 huevos grandes
- 100 g de harina de almendra (puedes sustituir por pan rallado, panko o cereales tipo corn flakes machacados)
- 50 g de coco rallado (puedes sustituir por más cantidad del ingrediente de arriba)
- 20 ml de aceite de oliva

Preparación

1. Precalienta el horno a 200 °C.
2. Quita la piel y el hueso al aguacate, córtalo en rodajas. Corta el calabacín en bastoncitos.
3. Echa en un bol la harina, en otro bate los huevos y en un tercero pon la harina de almendra y el coco rallado mezclado.
4. Pasa cada trozo de verdura primero por la harina, luego por el huevo y finalmente por la almendra.
5. Coloca las verduras en una bandeja forrada con papel de horno. Rocía con un poco de aceite de oliva y hornea durante 15-20 minutos.
6. Opcional: sirve con un poco de yogur y limón.

¿Cómo servir?

- **6-9 meses** → En palitos.
- **9-12 meses** → En trocitos pequeños.
- **12-18 meses** → Por la mitad o en cuartos para que sea más fácil pinchar con el tenedor.

Recetas saladas

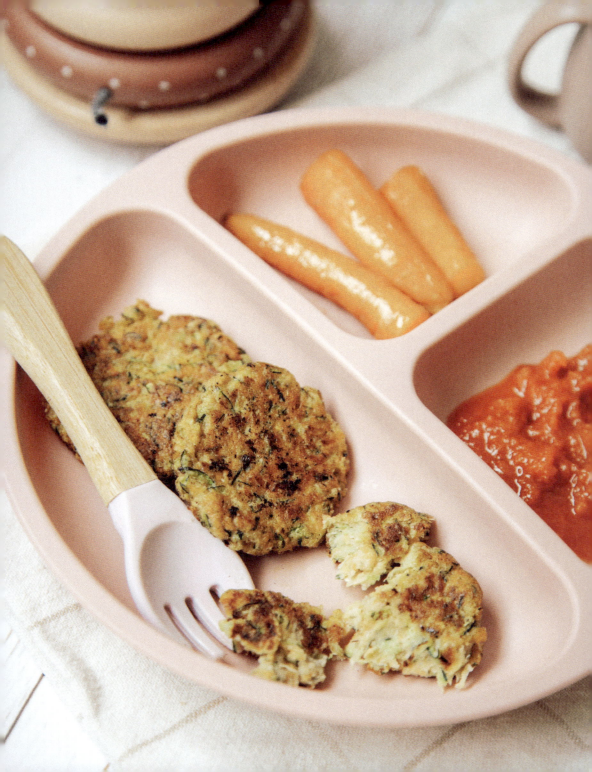

Hamburguesas de calabacín y zanahoria

Ingredientes:
- 300 g de calabacín
- 150 g de zanahoria
- 50 g de cebolla
- 2 huevos
- 40 g de harina de avena
- aceite de oliva para cocinar

Preparación
1. Ralla el calabacín, la zanahoria y la cebolla. Para eliminar el exceso de agua del calabacín, envuélvelo en papel absorbente y exprímelo bien.
2. En un bol grande, echa el calabacín rallado, la zanahoria rallada, la cebolla rallada, los huevos y la harina de avena. Mezcla todo hasta obtener una masa homogénea.
3. Con las manos ligeramente húmedas, forma hamburguesas ovaladas con la mezcla.
4. Calienta una sartén a fuego medio. Agrega un poco de aceite de oliva y cocina las hamburguesas durante 3-4 minutos por cada lado o hasta que estén doradas y el interior esté cocido.

¿Cómo servir?
- **6-9 meses** → En forma de miniburger.
- **9-12 meses** → En trocitos pequeños.
- **12-18 meses** → Por la mitad o en cuartos para que sea más fácil pinchar con el tenedor.

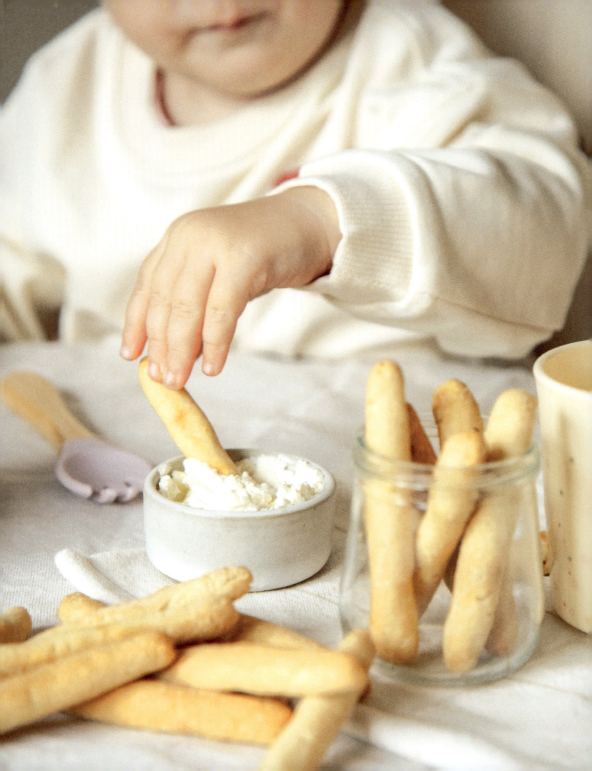

Palitos de almendra

Ingredientes:
- 250 g de harina de almendra
- 2 huevos

Preparación
1. Precalienta el horno a 200 °C.
2. En un bol echa la harina de almendra y los huevos batidos.
3. Coge un poco de la masa y dale forma alargada con las manos.
4. Hornea durante 15 minutos.
5. Opcional: sirve con un poquito de queso crema.

¿Cómo servir?
- **6-9 meses en adelante** → En forma de palitos.

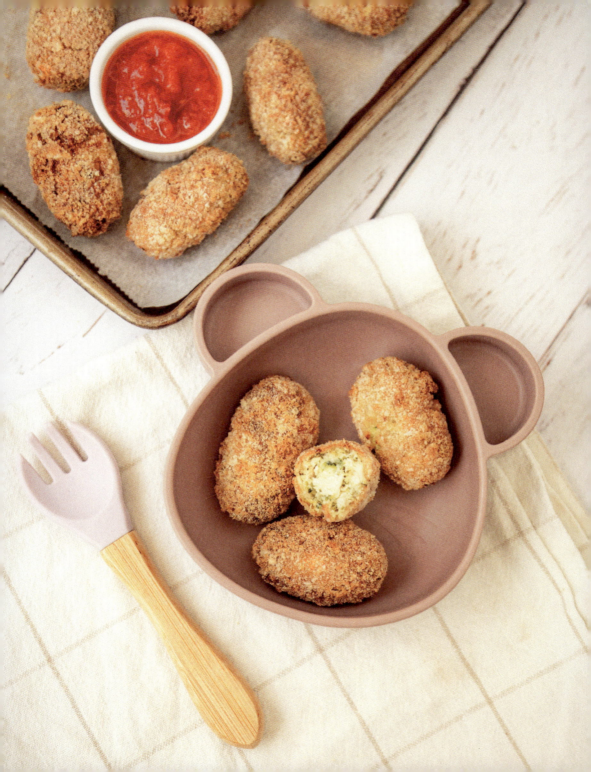

Croquetas rápidas

Ingredientes:
- 170 g de calabacín
- 20 g de queso crema
- 120 g de pollo desmenuzado o pescado cocido
- 25 g de queso mozzarella
- 1 huevo
- 40 g de pan rallado

Preparación

1. Ralla el calabacín. Escurre el líquido sobrante.
2. Echa en un bol el calabacín, el queso crema, el pollo desmenuzado y el queso mozzarella, y mezcla bien todo.
3. Casca el huevo en un bol, bátelo. Echa el pan rallado en otro bol.
4. Haz bolitas de masa con las manos, pásalas por pan rallado, luego por el huevo y por último por el pan rallado.
5. Cocina en la freidora de aire a 180 °C durante 7 minutos.

¿Cómo servir?
- **6-9 meses** → Evita por presencia de lácteos.
- **9-12 meses** → Evita por presencia de lácteos.
- **12-18 meses** → Por la mitad o en cuartos para que sea más fácil pinchar con el tenedor.

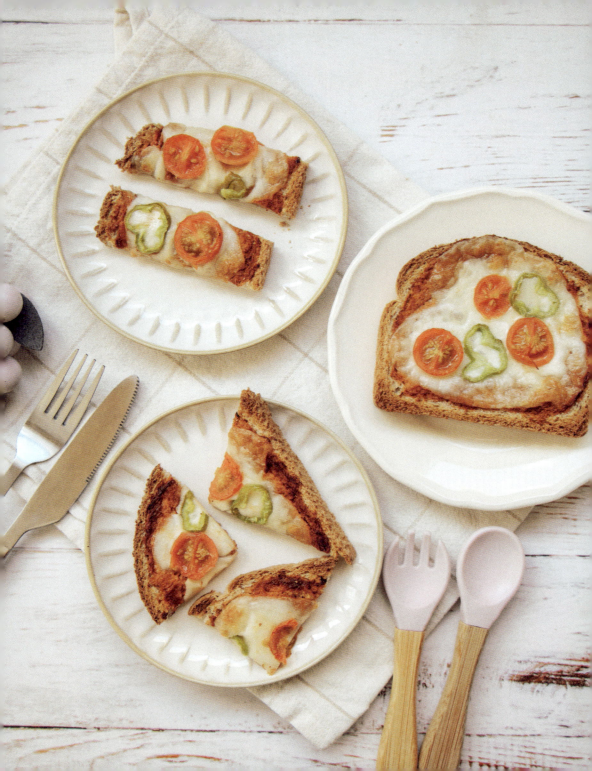

Pizza toast

Ingredientes:
- 2 rebanadas de pan
- 40 g de salsa de tomate para pizza
- 50 g de queso mozzarella rallado (no usar en caso de menores de 12 meses)
- 3 tomates cherri
- una pizca de orégano seco

Preparación
1. Precalienta el grill del horno.
2. Tuesta un poco el pan en la tostadora primero.
3. Unta cada rebanada con un poco de salsa de tomate, cubre con el queso y con las rodajas de los tomatitos, y espolvorea un poco de orégano.
4. Hornea aproximadamente 4-5 minutos.

¿Cómo servir?
- **12-18 meses** → En trocitos para que sea más fácil pinchar con el tenedor.

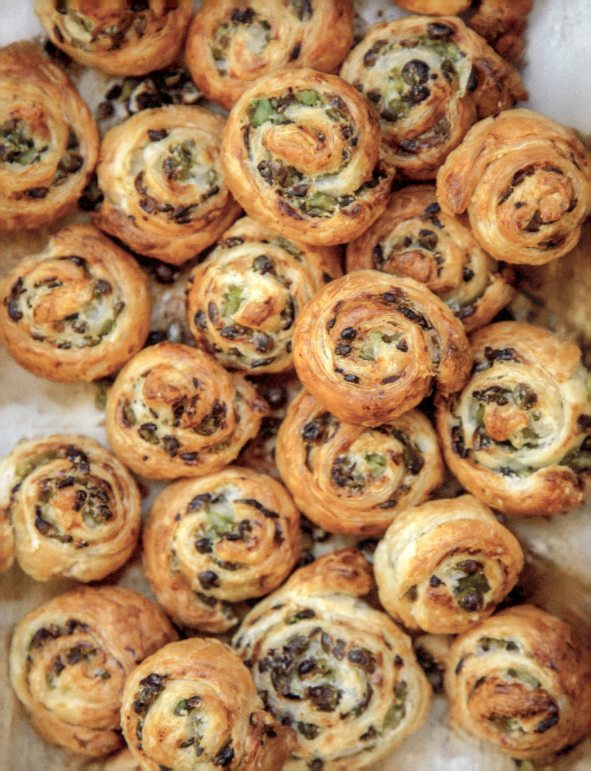

Rollitos de guisantes y brócoli

Ingredientes:
- 40 g de brócoli
- 40 g de guisantes congelados
- 50 g de queso crema o ricotta (no usar en menores de 12 meses, se puede sustituir por salsa de tomate)
- 1 lámina de hojaldre
- 1 huevo

Preparación
1. Precalienta el horno a 180 °C.
2. Hierve o cuece al vapor el brócoli y los guisantes durante 5 minutos hasta que estén suaves. Escurre.
3. Agrega los guisantes, el brócoli y el queso crema a un bol y mezcla, aplastando un poco las verduras.
4. Estira la lámina de hojaldre y extiende una capa delgada del relleno sobre la base.
5. Enrolla el hojaldre, asegurándote de que el rollo esté lo suficientemente apretado para contener el relleno. Reserva en la nevera durante 10 minutos.
6. Corta el rollo en rodajas y colócalas en una bandeja para hornear forrada con papel para hornear. Píntalas con un poco de huevo batido.
7. Hornea durante 10 minutos.

¿Cómo servir?
- **6-9 meses** → En forma de trozos alargados.
- **9-12 meses** → En trocitos pequeños.
- **12-18 meses** → En trozos pequeños para que sea más fácil pinchar con el tenedor.

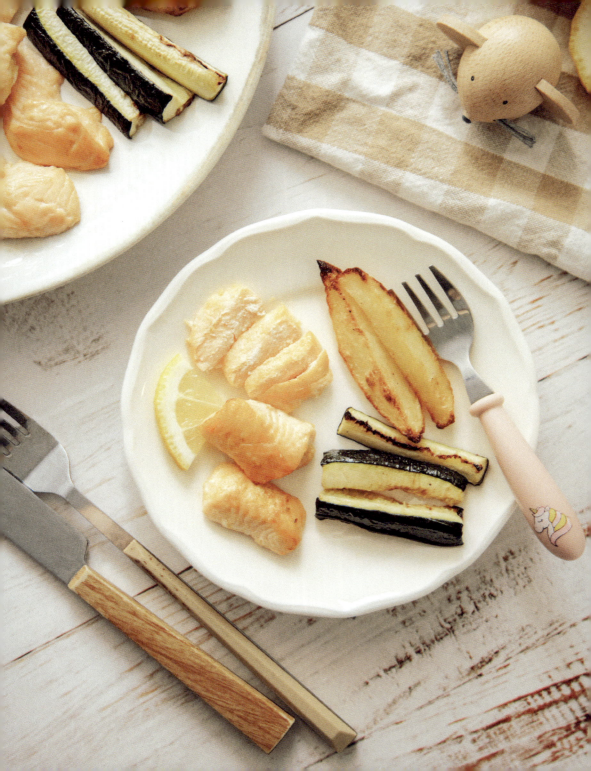

Fish and chips

Ingredientes:
- 100 g de patata
- 100 g de calabacín
- 1 filete de pescado blanco (aproximadamente 150 g) tales como bacalao o merluza
- 1 cucharadita de aceite de oliva
- 1 diente de ajo
- un chorrito de jugo de limón

Preparación

1. Precalienta el horno a 200 °C.
2. Corta las patatas y el calabacín en bastones.
3. Cocina las patatas al vapor hasta que empiecen a ablandarse. También puedes cocinarlas 4 minutos al microondas, colocándolas en un recipiente apto para microondas y cubierto con papel de cocina.
4. Envuelve el pescado en papel de horno o aluminio y colócalo en una bandeja para hornear junto con las patatas y el calabacín. Mezcla el aceite con el ajo picado y pinta las patatas. Hornea durante 7 minutos, abre el horno, dale la vuelta a las patatas y al calabacín, y cocina otros 7 minutos.
5. Retira el pescado y las patatas del horno. Sirve con un chorrito de zumo de limón.

¿Cómo servir?
- **6-9 meses** → En forma de trozos alargados.
- **9-12 meses** → En trocitos pequeños, desmenuzar el pescado.
- **12-18 meses** → En trozos pequeños para que sea más fácil pinchar con el tenedor.

Recetas saladas

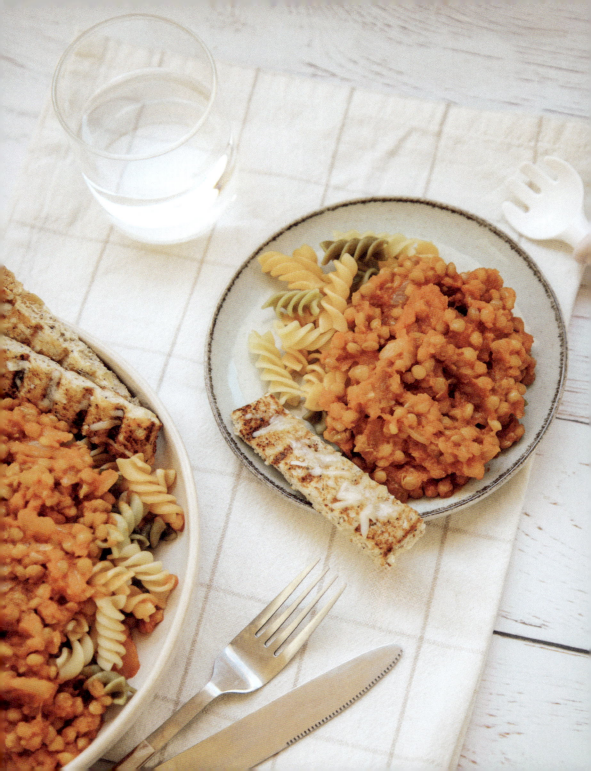

Salsa boloñesa de lentejas

Ingredientes:
- 150 g de lentejas de bote sin sal
- 1 cucharadita de aceite de oliva
- 100 g de cebolla
- 100 g de zanahoria
- ½ cucharadita de orégano
- 400 ml de tomate triturado

Preparación
1. Enjuaga bien las lentejas.
2. Calienta el aceite de oliva en una olla grande y agrega las verduras cortadas, sofríe durante 10 minutos.
3. Agrega las lentejas, el orégano y el tomate triturado.
4. Lleva a ebullición, luego baja el fuego, tapa la olla y cocina durante 20-30 minutos, removiendo ocasionalmente, hasta que se haya evaporado el líquido y quede una salsa más espesa.
5. Yo aquí la he servido con pasta.

¿Cómo servir?
- **6-9 meses** → Por un lado, la pasta y, por otro, la salsa; servir con precuchara.
- **9-12 meses** → Por un lado, la salsa y, por otro, la pasta.
- **12-18 meses** → Todo junto.

Recetas saladas

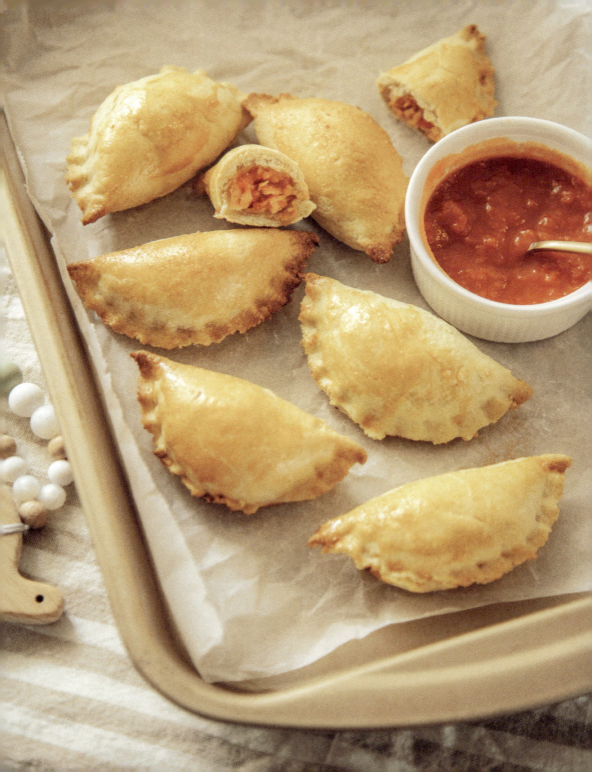

Empanadillas

Ingredientes:

Para la masa:
- 250 g de harina integral de trigo o harina de trigo
- 65 ml de aceite de oliva
- 110 g de agua
- 1 cucharadita de pimentón dulce (opcional)

Para el relleno:
- 150 g de cebolla
- 150 g de pimientos italianos
- 500 ml de tomate triturado
- 2 huevos
- 1 huevo (para pintar las empanadas)
- 20 g de aceitunas bajas en sal

Preparación

1. Precalienta el horno a 200 °C.
2. En un bol, mezcla la harina integral, el aceite, el agua y el pimentón. Amasa hasta obtener una masa suave y elástica. Reserva.
3. Pica finamente la cebolla y los pimientos. Sofríelos en aceite de oliva hasta que estén tiernos. Agrega el tomate triturado y cocina a fuego lento 25 minutos hasta que la salsa espese. Corta los huevos cocidos en trozos pequeños.
4. Arma las empanadas: estira la masa y corta círculos. Coloca una cucharada de relleno en el centro de cada círculo, incluyendo un poco de salsa de tomate, huevo cocido y aceitunas picadas. Humedece los bordes de la masa y cierra las empanadas, presionando con un tenedor para sellar.
5. Pincela con huevo batido y hornea durante aproximadamente 25 minutos o hasta que estén doradas.

¿Cómo servir?
- **6-9 meses** → En forma de empanadilla.
- **9-12 meses** → En trocitos pequeños.
- **12-18 meses** → Por la mitad o en cuartos para que sea más fácil pinchar con el tenedor.

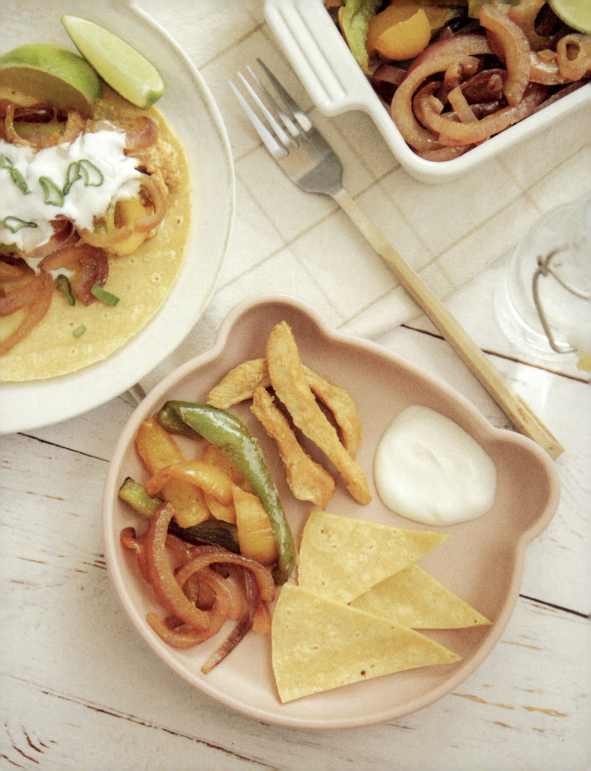

Fajitas para todos

Ingredientes:

- 500 g de pechugas de pollo
- 120 g de cebolla roja
- 120 g de pimiento rojo
- 120 g de pimiento amarillo
- 15 g de pimentón ahumado
- ½ cucharadita (2,5 g) de comino molido
- el zumo de ½ limón
- 45 ml de aceite de oliva
- 6 unidades de tortillas de harina de trigo
- 60 ml de yogur griego entero (a partir de los 6-9 meses)

Preparación

1. Corta el pollo, la cebolla y los pimientos en tiras.
2. En un bol grande vuelca el pollo y las verduras cortadas, y echa encima el aceite de oliva, el pimentón, el comino y el zumo de limón. Remueve y deja marinar 15 minutos.
3. Calienta las tortillas unos segundos al microondas o en la sartén.
4. Calienta una sartén grande a fuego alto. Agrega el pollo y las verduras marinados, y cocina, durante 8-10 minutos, o hasta que el pollo esté completamente cocido y las verduras estén tiernas.
5. Sirve el pollo y las verduras cortadas en tiras, junto con el yogur. Corta las tortillas en tiras para que el bebé pueda mojarlas.

¿Cómo servir?
- **6-9 meses** → En forma de tiras.
- **9-12 meses** → En trocitos pequeños.
- **12-18 meses** → En trocitos más grandes.

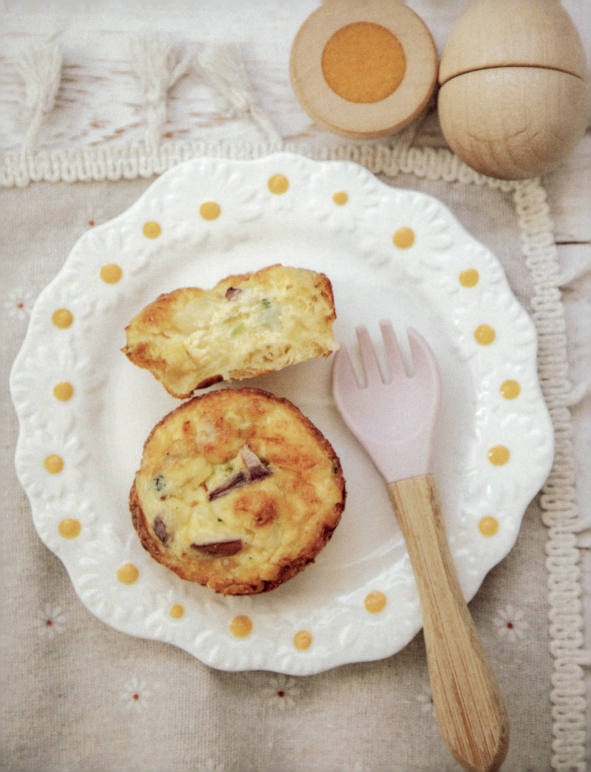

Miniquiches

Ingredientes:
- 4 huevos
- 2 cucharadas de leche o bebida vegetal
- 60 g de espárragos
- 50 g de cebolla roja
- 30 g de queso rallado

Opción de masa con harina de trigo:
- 200 g de harina de trigo
- 90 g de mantequilla
- 1 cucharada de agua

Opción de masa sin gluten, a base de almendra:
- 150 g de harina de almendra
- 1 huevo
- 30 g de mantequilla o aceite de coco

Preparación
1. Precalienta el horno a 180 °C.
2. Bate los huevos y la leche en un bol.
3. Corta los espárragos y la cebolla, y viértelo en el bol de los huevos.
4. Mezcla los ingredientes de la masa hasta obtener una textura arenosa.
5. Extiende la masa y corta círculos de masa con un cortador de galletas de aproximadamente 8 cm de diámetro.
6. Coloca cada círculo de masa en un molde de muffin, presionando suavemente para formar una base.
7. Rellena cada tartaleta con la mezcla de huevo y verduras, luego espolvorea con queso rallado.
8. Hornea durante 15-20 minutos o hasta que estén doradas y cuajadas.

¿Cómo servir?
- **6-9 meses** → En forma de miniquiche.
- **9-12 meses** → En trocitos pequeños.
- **12-18 meses** → Por la mitad o en cuartos para que sea más fácil pinchar con el tenedor.

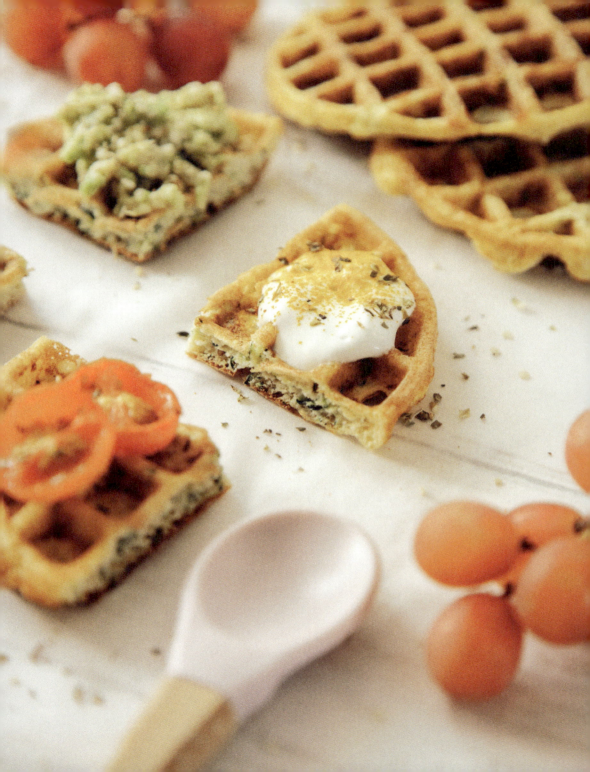

Gofres de verduras

Ingredientes:
- 100 g de zanahoria
- 140 g de calabacín
- 60 g de queso rallado
- 30 g de harina de avena integral (puedes sustituir por la misma cantidad de harina de trigo o por 20 g de harina de coco)
- 2 huevos
- un poco de aceite de oliva para la gofrera

Preparación
1. Ralla la zanahoria y el calabacín. Si sueltan mucho líquido, escúrrelo.
2. Incorpora y mezcla las verduras ralladas, el queso y la harina a un bol.
3. Agrega los huevos ligeramente batidos al bol y mezcla todo bien.
4. Echa un poco de aceite en la gofrera, en cuanto esté caliente echa 1 o 2 cucharadas de la mezcla dentro. Deja cocinar 3-5 minutos.
5. Repite el proceso hasta que hayas utilizado toda la mezcla.

¿Cómo servir?
- **6-9 meses** → Evita por presencia de lácteos.
- **9-12 meses** → Evita por presencia de lácteos.
- **12-18 meses** → En cuartos del tamaño de un bocado para que sea más fácil pinchar con el tenedor.

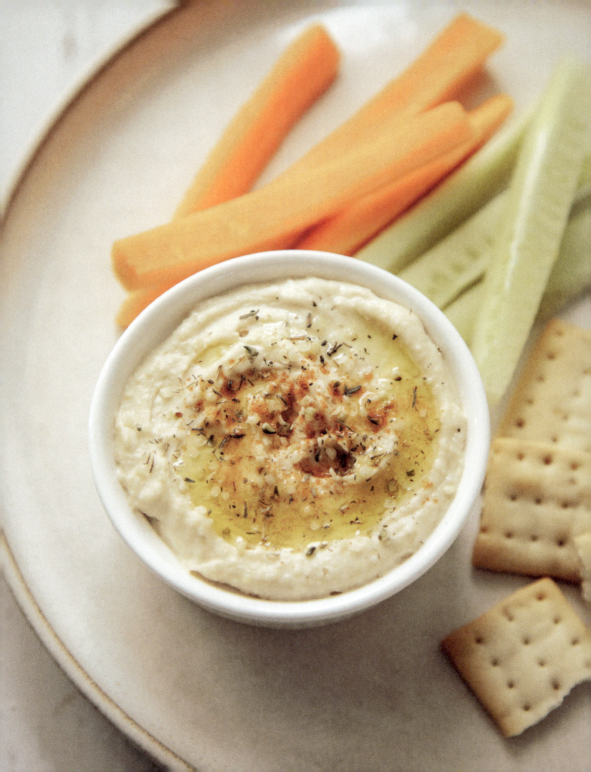

Humus para peques

Ingredientes:
- 350 g de garbanzos cocidos
- 1 diente de ajo (opcional)
- 30 ml de zumo de limón
- 110 g de tahini
- 60 ml de aceite de oliva virgen extra

Preparación
1. Personalmente me gusta más el humus con ajo asado, aunque es opcional. Puedes asarlo entero y después cortar la parte superior de la cabeza. Para ello, envuélvelo en papel de aluminio con aceite de oliva y mételo en el horno a 180 °C durante 30 minutos.
2. Tritura los ingredientes, hasta obtener una mezcla suave y cremosa.
3. Sugerencia de presentación: sirve con bastoncitos, pan, pepino pelado o zanahoria al vapor.

¿Cómo servir?
- **6-9 meses** → Sirve el humus en precuchara o directamente en una punta de la zanahoria hervida.
- **9-12 meses** → Puedes cortar las verduras en pedacitos.
- **12-18 meses** → Sirve el humus con las verduras ya metidas un poco para que aprenda a mojar.

Salsas

SALSA DE GUISANTES Y BRÓCOLI

Ingredientes:
- 80 g de brócoli
- 70 g de guisantes congelados
- 50 g de queso mascarpone o queso crema vegano

Preparación

1. Pon una olla con agua a hervir a fuego alto. Una vez que el agua esté hirviendo, echa el brócoli y los guisantes. Cocina durante 8-10 minutos.
2. Agrega las verduras cocidas y el queso a un procesador de alimentos. Tritura hasta que se haga una salsa. Puedes también simplemente estrujarlo con un tenedor.
3. Sugerencia de presentación: vierte la salsa de brócoli sobre pasta, arroz o carne.

SALSA DE ZANAHORIA

Ingredientes:
- 130 g de zanahorias
- 25 g de cebolla
- 1 cucharada (15 ml) de aceite de oliva
- 70 ml de caldo de verduras
- ½ cucharada de cúrcuma

Preparación

1. Pela y corta las zanahorias en trozos medianos y pica la cebolla.
2. En una olla, calienta el aceite de oliva a fuego medio. Agrega la cebolla y sofríe 3-4 minutos.
3. Incorpora las zanahorias a la olla y cocina unos 5 minutos, revolviendo ocasionalmente.
4. Vierte el caldo de verduras en la olla. Lleva a ebullición y reduce el fuego a bajo. Cocina a fuego lento durante 20-25 minutos o hasta que las zanahorias estén muy tiernas.
5. Utiliza una batidora para triturarlas hasta obtener una salsa suave y cremosa.

SALSA DE TOMATE

Ingredientes:
- 150 g de tomates
- 40 g de cebolla
- 1 diente de ajo
- 15 ml (1 cucharada) de aceite de oliva

Preparación
1. Echa los tomates, la cebolla y el ajo en un procesador de alimentos. Tritura hasta conseguir una salsa sin grumos.
2. Pon la salsa de tomate en una cazuela al fuego con un poco de aceite de oliva y sofríe 10-15 minutos hasta que el tomate esté hecho.

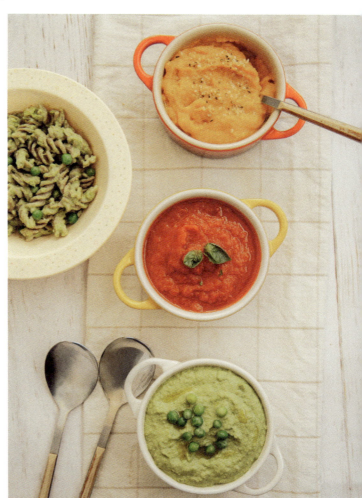

¿Cómo servir?
- **6-9 meses** → En precuchara.
- **de 9 meses en adelante** → Para acompañar carnes, pasta, arroces, verduras o pescado.

Recetas saladas

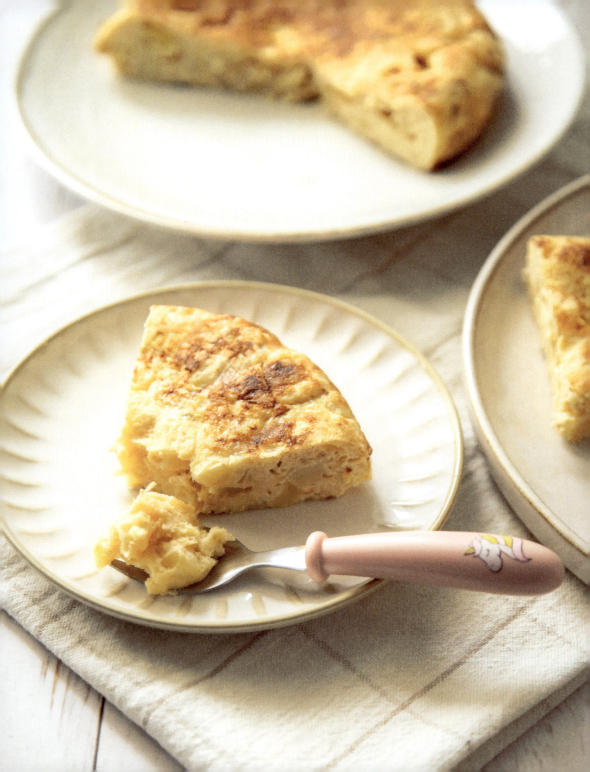

Tortilla de patata saludable

Ingredientes:
- 400 g de patatas
- 100 g de calabacín o cualquier otra verdura
- 4 huevos
- un poco de aceite de oliva para la sartén

Preparación

1. Troceamos las patatas y el calabacín, los cocinamos al vapor o al microondas. Si está muy aguado el calabacín, escurre el agua.
2. Bate los huevos en un bol e incorpora las verduras. Deja reposar 30 minutos.
3. Calienta una sartén a fuego medio-alto. Vierte la mezcla de la tortilla y cocina por ambos lados hasta que esté bien hecha.

¿Cómo servir?
- **6-9 meses** → En forma de bastones.
- **9-12 meses** → En trocitos pequeños.
- **12-18 meses** → Corta del tamaño de un bocado para que sea más fácil pinchar con el tenedor.

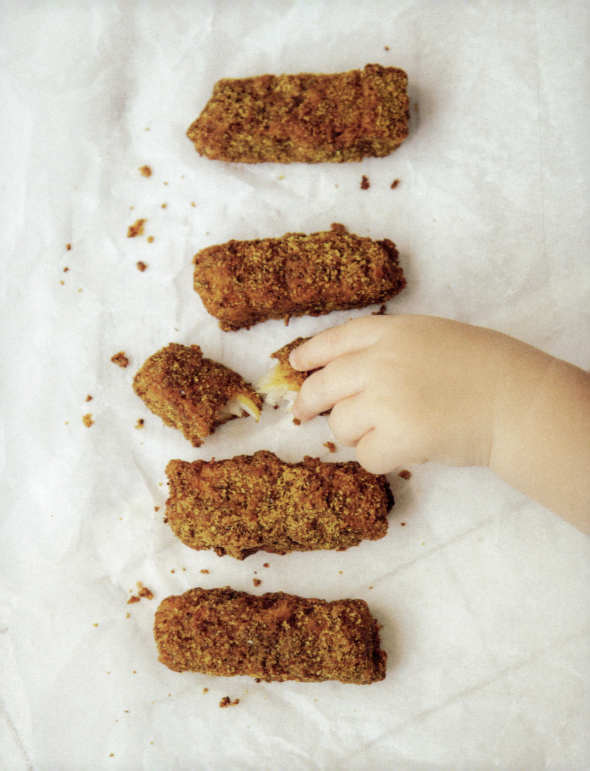

Barritas de merluza

Ingredientes:
- 1 filete de merluza
- 1 huevo

Ingredientes para el empanado sin gluten (puedes sustituirlo por pan rallado):
- 3 cucharadas de harina de almendra
- 1 cucharada de lino molido
- ½ cucharadita de cúrcuma o colorante alimentario

Preparación

1. Lava bien el filete de merluza y sécalo con papel absorbente.
2. Pasa el filete por el huevo batido, asegurándote de que quede bien cubierto.
3. En un plato hondo, mezcla la harina de almendra, el lino molido y la cúrcuma.
4. En otro plato, bate el huevo.
5. A continuación, empana el filete por ambos lados en la mezcla de harina de almendra.
6. Precalienta la freidora de aire a 200 °C durante 3-5 minutos. Coloca el filete empanado en la cesta de la freidora de aire.
7. Cocina durante 10-12 minutos o hasta que el pescado esté dorado y crujiente. A mitad de cocción, puedes darle la vuelta para que se cocine por ambos lados de manera uniforme.

¿Cómo servir?
- **6-9 meses** → En forma de bastones.
- **9-12 meses** → En trocitos pequeños.
- **12-18 meses** → Córtalas del tamaño de un bocado para que sea más fácil pinchar con el tenedor.

Verduras al vapor

EN CAZO

Ingredientes:
- verduras variadas (brócoli, zanahorias, coliflor, judías verdes…)
- agua

Preparación
1. Lava y corta las verduras.
2. Llena un cazo con agua (aproximadamente 1-2 dedos de altura) y lleva a ebullición.
3. Coloca un vaporizador o un colador en el cazo, asegurándote de que no toque el agua.
4. Agrega las verduras al vaporizador, tapa el cazo y cocina al vapor durante 5-10 minutos o hasta que estén tiernas, pero aún crujientes.
5. Retira del fuego, deja enfriar antes de servir.

EN MICROONDAS

Ingredientes:
- verduras variadas
- agua

Preparación
1. Lava y corta las verduras en trozos pequeños.
2. Coloca las verduras en un recipiente apto para microondas y añade un par de cucharadas de agua.
3. Cubre el recipiente con una tapa apta para microondas o con film transparente, dejando una pequeña abertura para que escape el vapor.
4. Cocina en el microondas a máxima potencia durante 3-5 minutos, dependiendo de la cantidad y tipo de verduras.
5. Deja reposar un minuto antes de abrir, ya que el vapor estará caliente. Deja enfriar antes de servir.

EN OLLA RÁPIDA

Ingredientes:
- verduras variadas
- agua

Preparación

1. Lava y corta las verduras.
2. Añade un poco de agua a la olla rápida (aproximadamente 1 taza).
3. Coloca las verduras en el cestillo de vapor de la olla.
4. Cierra la tapa y cocina a alta presión durante 2-5 minutos, dependiendo de las verduras.
5. Libera la presión, abre la tapa. Deja enfriar antes de servir.

Tiempos de cocción al vapor por tipo de verdura:

- **brócoli:** 5-7 minutos
- **coliflor:** 5-7 minutos
- **zanahorias:** 5-7 minutos
- **judías verdes:** 4-6 minutos
- **pimientos:** 4-5 minutos
- **calabacín:** 4-5 minutos
- **berenjena:** 5-7 minutos
- **guisantes:** 3-5 minutos
- **patatas:** 10-15 minutos

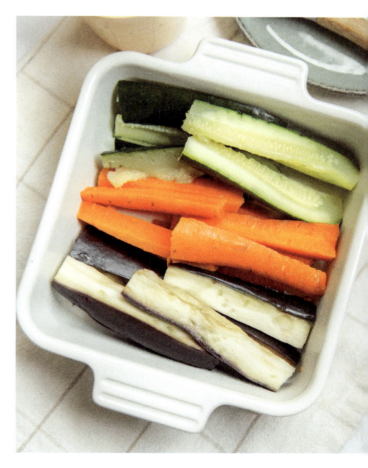

¿Cómo servir?
- **6-9 meses** → En bastones.
- **de 9 meses en adelante** → En trocitos.

Recetas saladas

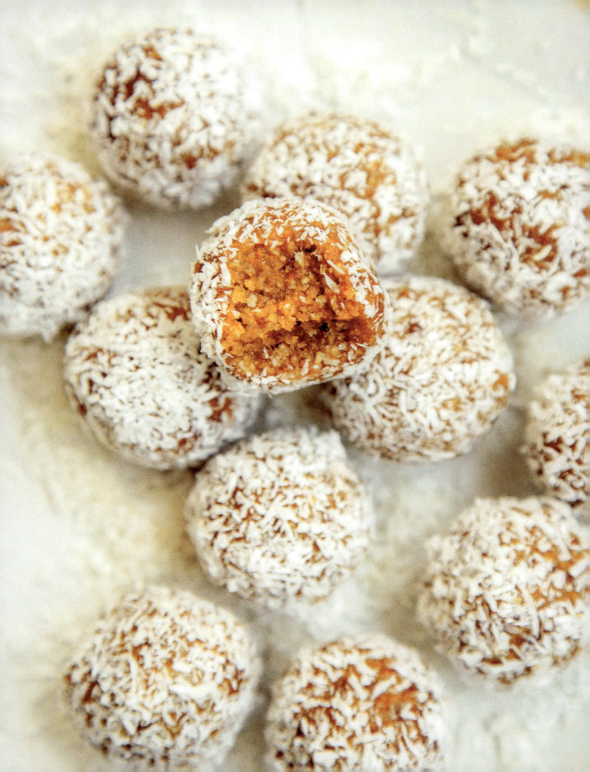

Bolitas energéticas para bebés

Ingredientes:
- 80 g de avena
- 65 g de harina de almendras
- 55 g de uvas pasas
- 50 g de zanahoria rallada (escurrida)
- 30 g de aceite de coco
- 1 cucharadita de canela
- una pizca de nuez moscada
- 4 cucharadas de coco rallado

Preparación
1. Tritura la avena, las uvas pasas, la zanahoria, el aceite de coco, la canela, la nuez moscada y la harina de almendras en un procesador de alimentos hasta obtener una pasta.
2. Coge una porción de la mezcla y forma una bola. Cúbrela de coco rallado. Repite con el resto de la mezcla.

¿Cómo servir?
- **6-9 meses** → En forma de bola más grande que un bocado o darle forma alargada.
- **9-12 meses** → En mitades o en cuartos.
- **12-18 meses** → Enteras.

Recetas saladas

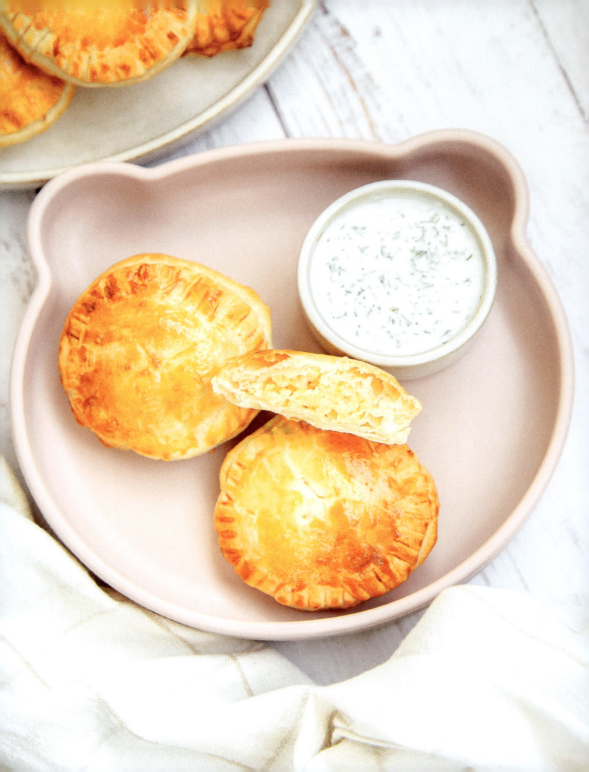

Empanadillas de pollo y garbanzos

Ingredientes:
- 1 hoja de masa de hojaldre o masa de empanada
- 350 g de garbanzos cocidos, escurridos y enjuagados
- 130 g de pollo asado o cocinado
- 1 huevo

Preparación
1. Precalienta el horno a 220 °C.
2. En un bol grande, machaca los garbanzos con un tenedor hasta obtener una pasta. Agrega el pollo desmenuzado y la mitad del huevo batido, mezcla bien.
3. Corta la masa de hojaldre en cuadrados. Coloca una porción del relleno en el centro de cada cuadrado. Dobla la masa en diagonal para formar triángulos y presiona los bordes para sellar. Pincha la parte superior de cada empanadilla con un tenedor y pinta con el resto del huevo batido.
4. Hornea durante 15-20 minutos o hasta que las empanadillas estén doradas y crujientes.

¿Cómo servir?
- **6-9 meses** → Cortado en mitades.
- **de 9-12 meses en adelante** → En trocitos pequeños.

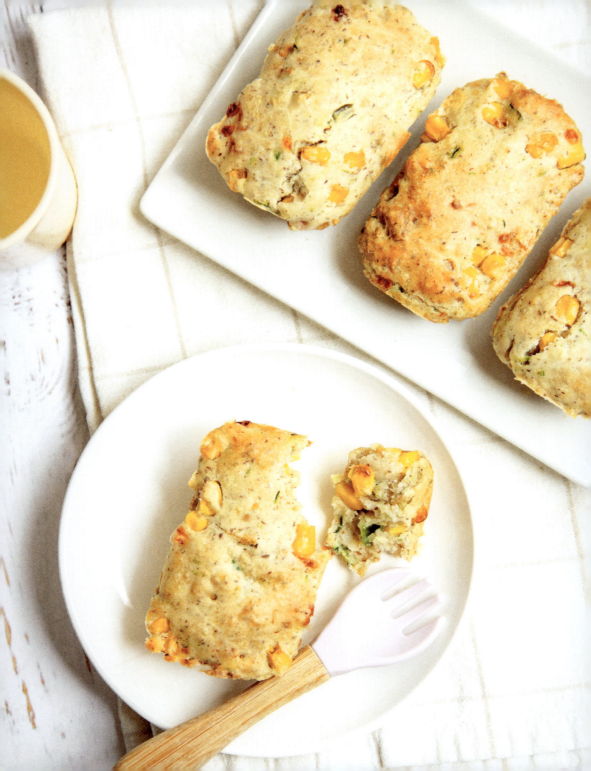

Muffins de espinacas y maíz (sin huevo)

Ingredientes:

- 10 g de semilla de lino molida
- 30 ml de agua
- 30 g de aceite de coco derretido o mantequilla
- 125 ml de leche vegetal o leche materna, de fórmula o de vaca
- ½ cucharadita de vinagre de manzana
- 150 g de harina sin gluten (o harina de trigo)
- 5 g de polvo para hornear
- 50 g de espinacas
- 20 g de maíz

Preparación

1. Precalienta el horno a 175 °C.
2. En un bol, mezcla el lino con el agua y deja reposar 5 minutos. Agrega el aceite de coco derretido, la leche y el vinagre de manzana.
3. En otro bol, mezcla la harina y el polvo para hornear. Vierte la mezcla húmeda sobre la seca y mezcla hasta que se integren, sin sobrebatir.
4. Añade la verdura picada y el maíz, y mezcla suavemente.
5. Divide la mezcla entre los moldes para muffins. Hornea durante 25 minutos.

¿Cómo servir?
- **6-9 meses** → En mitades o tiras.
- **9-12 meses** → En trocitos pequeños.
- **12-18 meses** → En trocitos pequeños para que puedan pinchar con el tenedor.

Recetas saladas

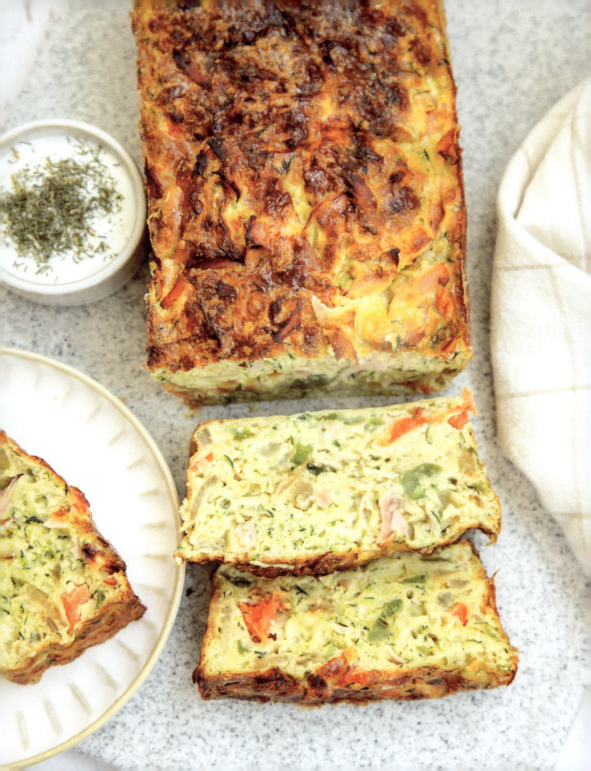

Pan de calabacín y jamón

Ingredientes:
- 75 g de pimiento rojo
- 75 g de cebolla
- 100 g de jamón york
- 500 g de calabacín rallado
- 6 huevos grandes
- 100 g de harina de avena o de trigo
- 1 cucharadita de polvo para hornear
- 100 g de queso mozzarella rallado

Preparación

1. Precalienta el horno a 180 °C.
2. Pica la cebolla, el pimiento y el jamón york, y ralla el calabacín.
3. En un bol grande, bate los huevos. Agrega la harina y el polvo para hornear. Mezcla hasta que se integren. Añade la cebolla, el pimiento, el jamón, el calabacín rallado y el queso a la mezcla de huevos.
4. Vierte la mezcla en un molde y hornea 40-50 minutos, o hasta que, al insertar un palillo, salga limpio.

¿Cómo servir?
- **6-9 meses** → No servir porque lleva queso. Se puede hacer sin el queso, pero tienes que tener en cuenta que queda menos esponjoso.
- **de 12 meses en adelante** → En trocitos pequeños para que puedan pinchar con el tenedor o corta las rebanadas en cuartos para que puedan comerlo con la mano.

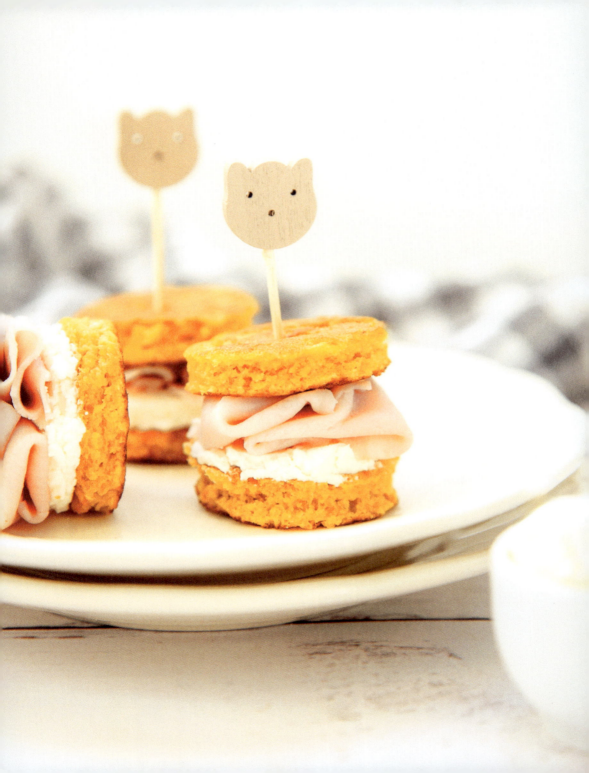

Tortitas de garbanzos rellenas (sin huevo)

Ingredientes:
- 45 g de harina de garbanzo
- 150 ml de agua tibia
- 1 cucharada de aceite de oliva
- 40 g de cebolla
- 40 g de zanahoria rallada
- 10 g de pimiento rojo
- ½ cucharadita de cúrcuma en polvo
- 2-3 lonchas de jamón york
- 25 g de queso mozzarella rallado (solo para bebés de más de 12 meses)

Preparación
1. Mezcla la harina de garbanzo con el agua tibia hasta obtener una masa suave y sin grumos.
2. Pica el pimiento, la zanahoria y la cebolla. Calienta una sartén a fuego medio y saltea las verduras con la cúrcuma, hasta que estén tiernas.
3. Agrega las verduras salteadas a la masa de garbanzo. Mezcla bien.
4. Calienta una sartén con un poco de aceite. Vierte la mezcla en porciones para formar las tortitas. Cocina a fuego medio 2 minutos, coloca una loncha de jamón y un poco de queso encima, y dóblala por la mitad. Cocina otros 2-3 minutos.

¿Cómo servir?
- **6-9 meses** → En trozos alargados (servir sin queso).
- **9-12 meses** → En pedacitos pequeños para que puedan usar el dedito de pinza (servir sin queso).
- **12-18 meses** → En trocitos del tamaño de un bocado.

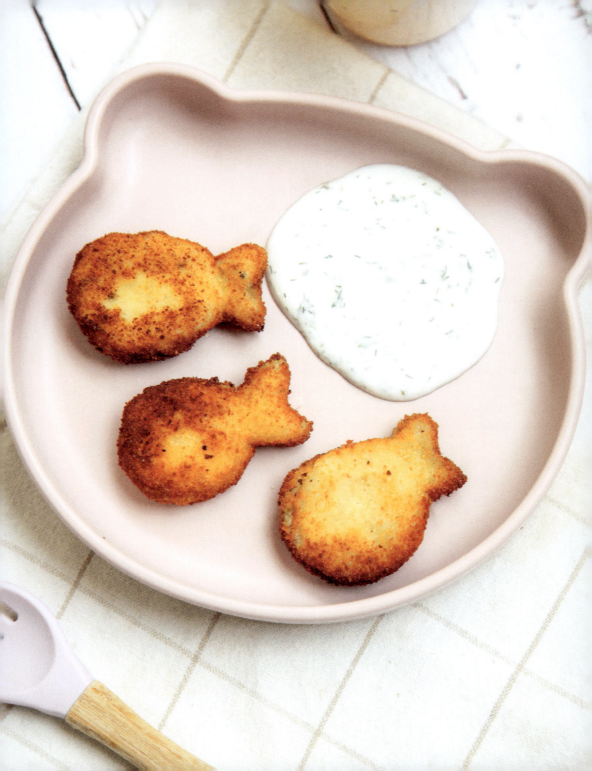

Croquetas rápidas de pescado y patata

Ingredientes:
- 150 g de pescado blanco cocido desmenuzado (sin espinas)
- 150 g de puré de patata (ver la receta en la página 107)
- 1 huevo
- 50 g de pan rallado
- 1 cucharada de aceite de oliva
- una pizca de perejil
- una pizca de ajo

Preparación
1. En un bol, combina el pescado desmenuzado, el puré de patata, el huevo y las especias. Mezcla bien hasta obtener una masa homogénea.
2. Con ayuda de dos cucharas, forma las croquetas.
3. Pasa las croquetas por el huevo batido y luego por el pan rallado.
4. Calienta una sartén a fuego medio alto con aceite de oliva, fríe las croquetas durante 5-6 minutos hasta que estén doradas por todos los lados.

¿Cómo servir?
- **6-9 meses** → Servir la croqueta entera.
- **de 9 meses en adelante** → Por la mitad o darles forma más pequeña, del tamaño de un bocado.

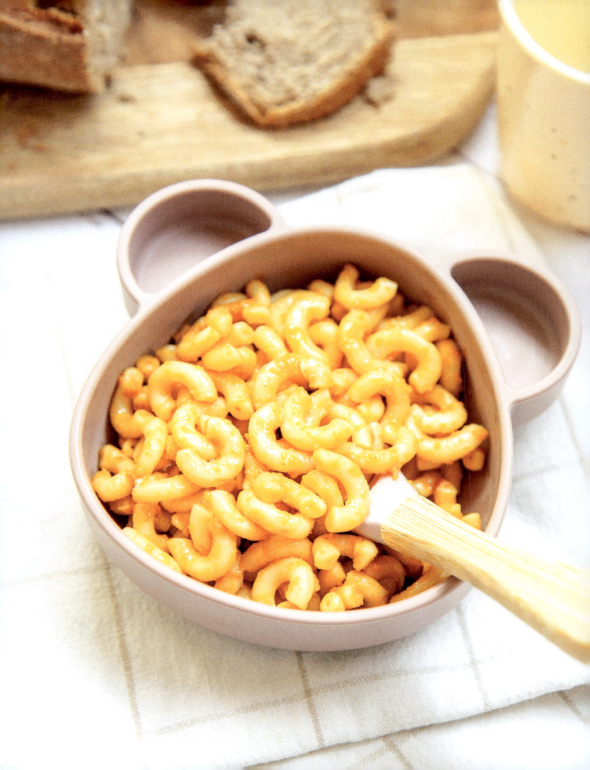

Fideuá

Ingredientes:

- 75 g de cebolla
- 75 g de pimiento verde
- 25 ml de aceite de oliva
- 150 g de fideos de fideuá
- 100 g de tomate triturado
- 100 g de guisantes
- 1 cucharada de pimentón dulce
- 400 ml de caldo de pescado o vegetal (la cantidad necesaria)
- 150 g de pollo, cerdo, pescado o incluso marisco (siempre que tenga +3 años)

Preparación

1. En una cazuela con aceite de oliva sofríe la cebolla y el pimiento hasta que estén dorados.
2. Incorpora el tomate triturado y el pimentón dulce. Cocina 3-4 minutos.
3. Corta la carne o el pescado en pedacitos pequeñitos. Echa la carne o pescado a la cazuela, saltea 5 minutos.
4. Vierte el caldo y deja cocinando hasta que hierva. Añade los fideos de fideuá y los guisantes. Cocina a fuego medio-bajo 10-15 minutos hasta que el caldo se absorba y los fideos estén al dente.

¿Cómo servir?
- **6-9 meses** → Compáctala y dale forma de bolitas.
- **de 9 meses en adelante** → En cuchara y corta la carne en pedacitos pequeños.

Recetas saladas

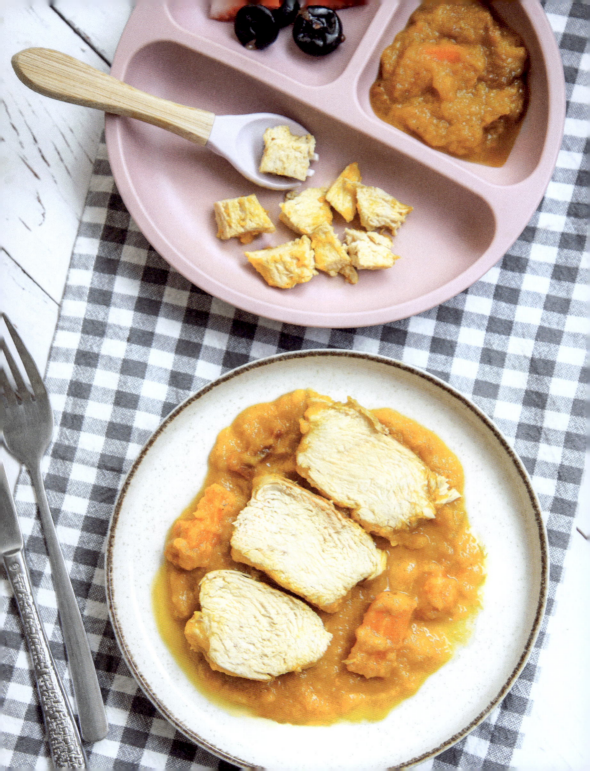

Pavo en salsa de zanahoria

Ingredientes:
- 400 g de pechuga de pavo
- 170 g de zanahorias
- 100 g de manzana
- 100 g de cebolla
- 1 cucharada de aceite de oliva
- 275 ml de caldo de pollo o agua

Preparación

1. En un cazo, calienta el aceite de oliva y fríe el pavo por todos los lados hasta que esté dorado. Retira y reserva.
2. Corta en trocitos pequeños la cebolla, la zanahoria y la manzana.
3. En el mismo cazo que hemos hecho el pavo, sofríe la cebolla durante 4-5 minutos. Añade las zanahorias y la manzana. Cocina 4-5 minutos más hasta que las verduras estén blandas.
4. Vuelve a colocar el pavo en el cazo. Añade el caldo, sube la temperatura a fuego alto y lleva a ebullición. Reduce el fuego y deja cocer a fuego lento durante 20-25 minutos o hasta que el pavo esté tierno.
5. Retira el pavo de la olla y reserva. Tritura las verduras y el caldo de cocción con una batidora hasta obtener una salsa suave.

¿Cómo servir?
- **6-9 meses** → En tiras delgada de pavo y precuchara con la salsa.
- **9-12 meses** → En trozos desmenuzados de pavo y cucharita cargada con la salsa.
- **12-18 meses** → En trocitos pequeños de pavo con la salsa.

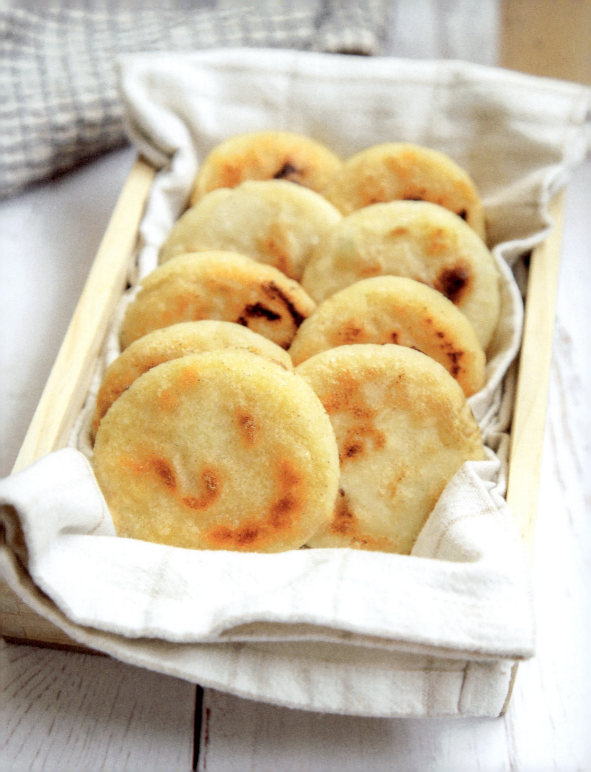

Arepas caseras

Ingredientes:
- 300 g de harina de maíz
- 450 ml de agua templada
- 15 ml de aceite de oliva virgen extra

Preparación

1. En un bol grande, echa la harina de maíz. Poco a poco, agrega el agua templada y el aceite de oliva (si lo usas) a la mezcla de harina. Con las manos, amasa la mezcla hasta obtener una masa suave y homogénea. Si la masa está muy seca, agrega un poco más de agua. Si está muy húmeda, añade un poco más de harina.
2. Deja reposar la masa durante 10-15 minutos.
3. Con las manos mojadas, forma pequeñas bolas de masa y aplástalas ligeramente para darles la forma característica de las arepas.
4. Calienta una sartén antiadherente a fuego medio. Añade un poco de aceite y cocina las arepas durante 5-7 minutos por cada lado o hasta que estén doradas y cocidas.

¿Cómo servir?
- **6-9 meses** → Por la mitad o en tiras.
- **9-12 meses** → En trocitos pequeños del tamaño de un bocado.
- **12-18 meses** → Enteras o rellenas de queso, carne o vegetales.

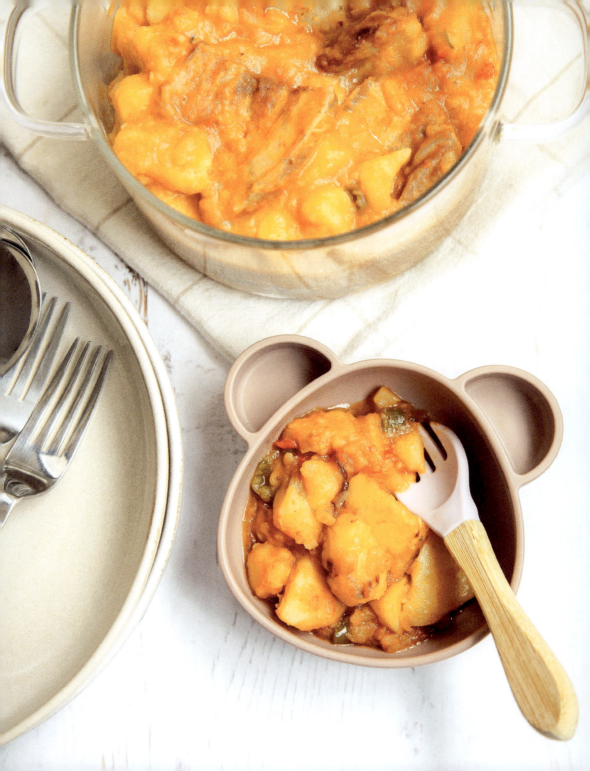

Guiso de patatas con carne

Ingredientes:

- 350 g de carne para guisar (ternera) o costillas
- 600 g de patatas
- 100 g de cebolla
- 60 g de pimiento verde
- 120 g de tomate triturado
- ½ cucharadita de pimentón dulce
- aceite de oliva virgen extra
- agua

Preparación

1. En una cazuela grande, calienta el aceite de oliva a fuego alto. Añade la carne y saltéala 3-4 minutos hasta que esté ligeramente dorada. Retira y reserva.
2. En el mismo aceite, sofríe la cebolla durante 5-6 minutos, mantenla al fuego y agrega el pimiento verde picado hasta que esté tierno.
3. Incorpora el tomate triturado y el pimentón dulce. Cocina unos minutos más para que el sofrito se mezcle bien.
4. Pela y corta las patatas en trozos. Añade las patatas a la cazuela con el sofrito.
5. Vuelve a incorporar la carne a la cazuela. Echa agua hasta que los ingredientes estén cubiertos.
6. Cocina a fuego medio-bajo durante 20-30 minutos o hasta que las patatas estén tiernas.

¿Cómo servir?

- **6-9 meses** → Las costillas con hueso y la patata, sin salsa.
- **de 9 meses en adelante** → Desmenuza la carne y corta la patata en trocitos pequeños.

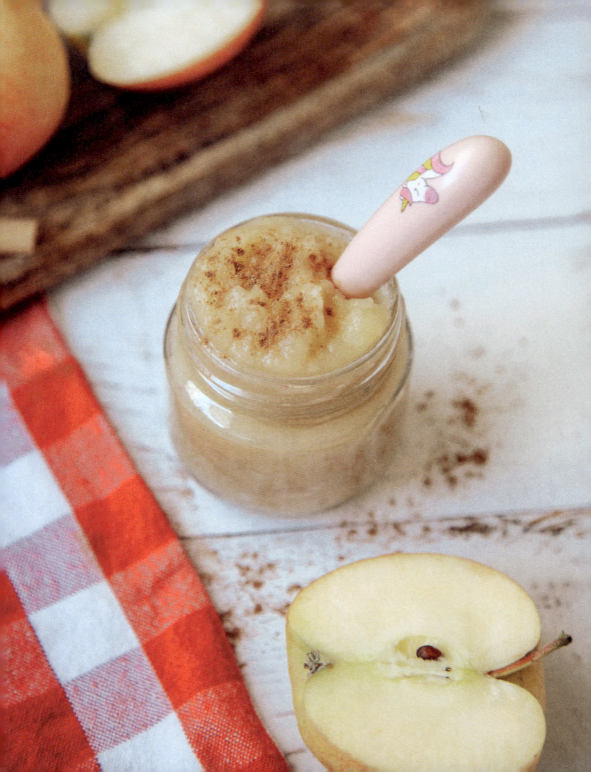

Compota de manzana

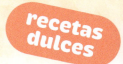

Ingredientes:
- 1 manzana (de tamaño mediano)
- agua (la necesaria para cubrir los trozos de manzana)

Preparación
1. Lava bien la manzana, pélala, quítale el corazón y las semillas. Córtala en cubos pequeños.
2. Coloca los cubos de manzana en una olla pequeña y cúbrelos con agua. Lleva a fuego medio y cocina durante 10-15 minutos o hasta que la manzana esté suave.
3. Una vez cocida, tritura la manzana con un pasapurés o una batidora hasta obtener una textura suave y homogénea, adecuada para la edad de tu bebé. Si es necesario, puedes agregar un poco más de agua de la cocción para ajustar la consistencia.
4. Deja enfriar la compota antes de dársela a tu bebé.

¿Cómo servir?
- **6-9 meses** → Sirve en precuchara.
- **9-12 meses** → Sirve en cuchara.
- **12-18 meses** → Sirve como salsa de algún postre.

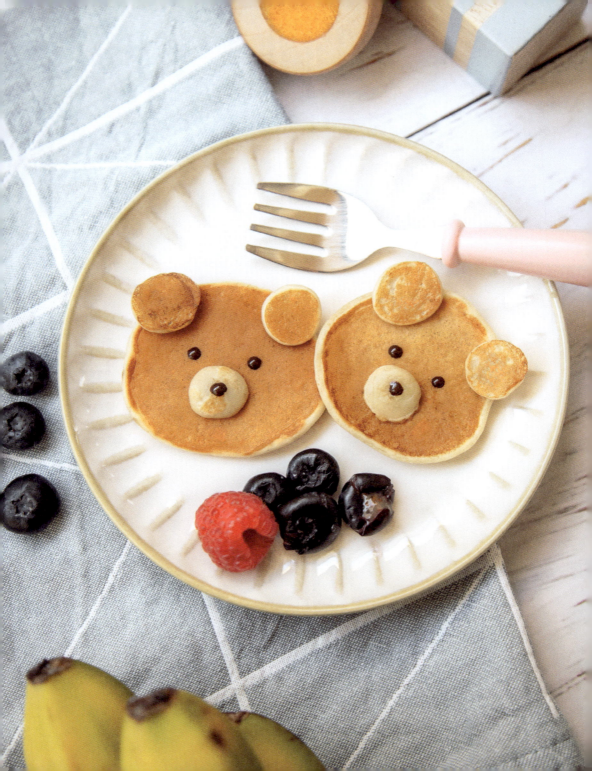

Tortitas de osito (sin huevo)

Ingredientes:
- 1 plátano (aproximadamente 100 g)
- ½ cucharadita de chía molida (opcional)
- 30 ml de leche, bebida vegetal o leche materna
- 45 g de harina de trigo o harina integral
- aceite de coco para la sartén

Preparación

1. Pela el plátano y machácalo en un bol hasta obtener una consistencia suave. No te preocupes si quedan algunos trozos.
2. Agrega la leche y la chía, y mezcla bien. Luego, incorpora la harina y mezcla hasta obtener una masa homogénea.
3. Deja reposar la masa durante 5 minutos mientras calientas la sartén.
4. Cocina las tortitas. Engrasa ligeramente la sartén con aceite de coco. Vierte una cucharada de masa por cada tortita y cocina durante 1-2 minutos por cada lado.
5. Si quieres darle forma de osito, prepara una tortita más grande y 3 pequeñas que servirán de orejitas y nariz. Luego he utilizado chocolate negro fundido para hacerle los ojitos.

¿Cómo servir?
- **6-9 meses** → En forma de tortitas redondas.
- **9-12 meses** → En trocitos pequeños.
- **12-18 meses** → Corta del tamaño de un bocado para que sea más fácil pinchar con el tenedor.

Recetas dulces

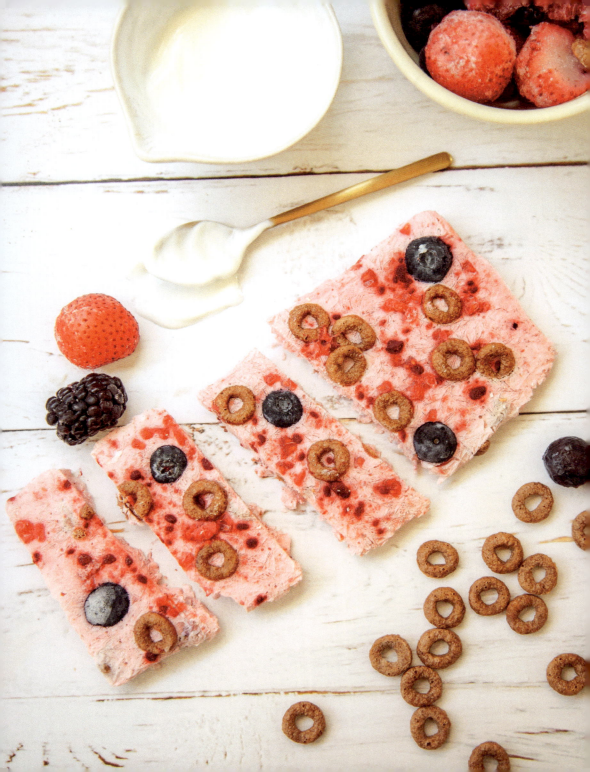

Plancha de yogur y chía helada

Ingredientes:
- 250 ml de yogur griego o de coco
- 70 g de frambuesas congeladas
- 25 g de semillas de chía
- 30 ml de agua

Para decorar
- arándanos, cereales para peques, fresa liofilizada, moras, mango…

Preparación
1. Cubre una bandeja para hornear con papel de horno.
2. En un procesador de alimentos tritura las frambuesas, el agua y la chía.
3. Agrega la mezcla de frambuesas al yogur griego y mezcla hasta que esté bien combinado.
4. Vierte la mezcla en la bandeja preparada y extiende uniformemente en una capa fina.
5. Decora con los toppings que hayas elegido y congela 1-2 horas. Corta y almacena.

¿Cómo servir?
- **6-9 meses** → En forma de bastones.
- **9-12 meses** → En trocitos pequeños.
- **12-18 meses** → Como se muestra en la foto.

Recetas dulces

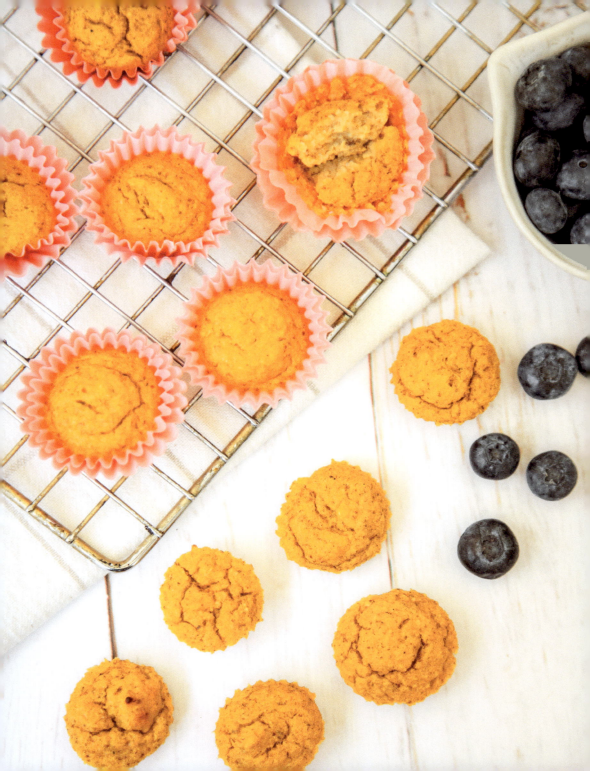

Minimuffins de calabaza

Ingredientes:
- 200 g de copos de avena sin gluten
- 220 g de puré de calabaza
- 170 ml de yogur griego natural o de coco
- 50 g de miel o pasta de dátil
- 2 huevos
- 1 ½ cucharaditas de polvo de hornear
- ½ cucharadita de bicarbonato de sodio
- ¼ cucharadita de canela molida

Preparación
1. Precalienta el horno a 190 °C.
2. En un procesador de alimentos, tritura la avena durante un minuto o dos hasta obtener una consistencia de harina gruesa.
3. Agrega al procesador el puré de calabaza, el yogur griego, la miel, los huevos, el polvo de hornear, el bicarbonato de sodio y la canela. Tritura hasta tener una mezcla homogénea.
4. Rellena los moldes para muffins con la mezcla y hornea durante 10 minutos.

¿Cómo servir?
- **6-9 meses** → En forma de muffins enteros o cortados por la mitad.
- **9-12 meses** → En trocitos pequeños.
- **12-18 meses** → Corta del tamaño de un bocado.

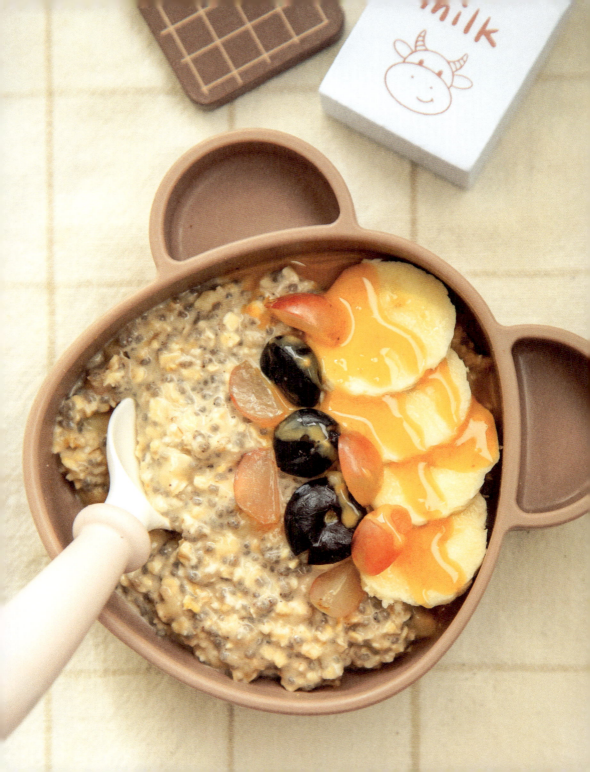

Avena con plátano y crema de cacahuete

Ingredientes:
- 40 g de avena
- 1 cucharada de semillas de chía
- 1/4 cucharadita de canela
- ½ unidad de plátano
- 1 cucharada de crema de cacahuete
- 120 ml de leche de almendras (o la de tu preferencia)

Preparación
1. En un tazón, combina la avena, las semillas de chía y la canela.
2. Agrega el plátano machacado y a continuación la crema de cacahuete.
3. Vierte la leche de almendras y mezcla bien hasta obtener una consistencia homogénea.
4. Puedes agregar agua o más leche según tu preferencia de consistencia.
5. Deja reposar en el refrigerador al menos 30 minutos para que los ingredientes se hidraten y la avena se ablande.

¿Cómo servir?
- **de 6-9 meses en adelante** → En precuchara o cuchara.

Recetas dulces

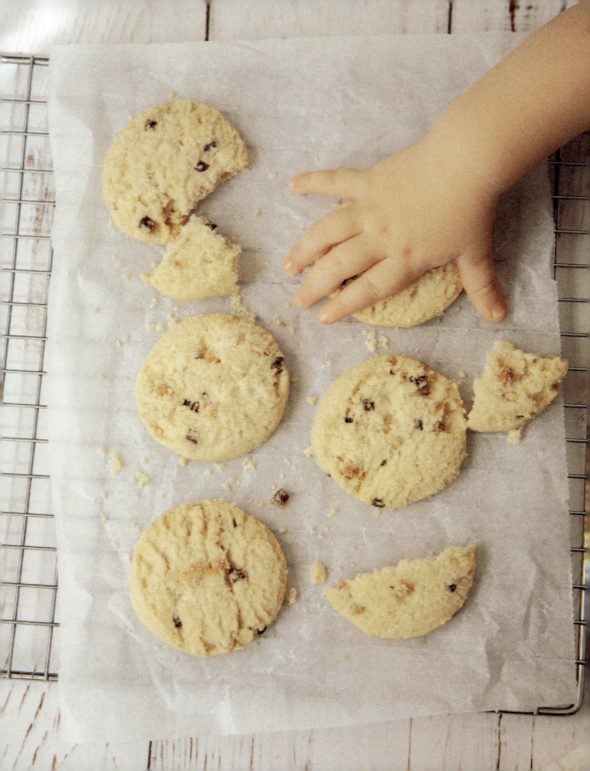

Galletas de avena y jengibre

Ingredientes:

- 100 g de harina de arroz, harina de trigo, arrurruz o maicena
- 200 g de copos de avena
- 1 cucharadita de bicarbonato
- 2 cucharaditas de jengibre en polvo
- 75 ml de miel o pasta de dátil
- 100 g de aceite de coco
- 1 cucharadita de esencia de vainilla
- 80 g de compota de manzana
- un puñado de fruta liofilizada en trocitos, pasas o frutita seca (opcional)

Preparación

1. Precalienta el horno a 200 °C (modo ventilador).
2. En un bol grande, mezcla la avena, la harina, el bicarbonato y el jengibre.
3. Añade la miel, el aceite de coco, la vainilla y la compota de manzana a la mezcla seca. Mezcla bien hasta que todos los ingredientes estén incorporados.
4. Separa la masa en pequeñas porciones y dale forma de galleta.
5. Hornea las galletas durante 8-12 minutos o hasta que estén doradas. Ten en cuenta que las galletas saldrán muy suaves del horno, pero se endurecerán ligeramente al enfriar.

¿Cómo servir?
- **6-9 meses** → En forma de galletas alargadas, fáciles de agarrar.
- **9-12 meses** → En trocitos pequeños.
- **12-18 meses** → En forma de galletas o por la mitad.

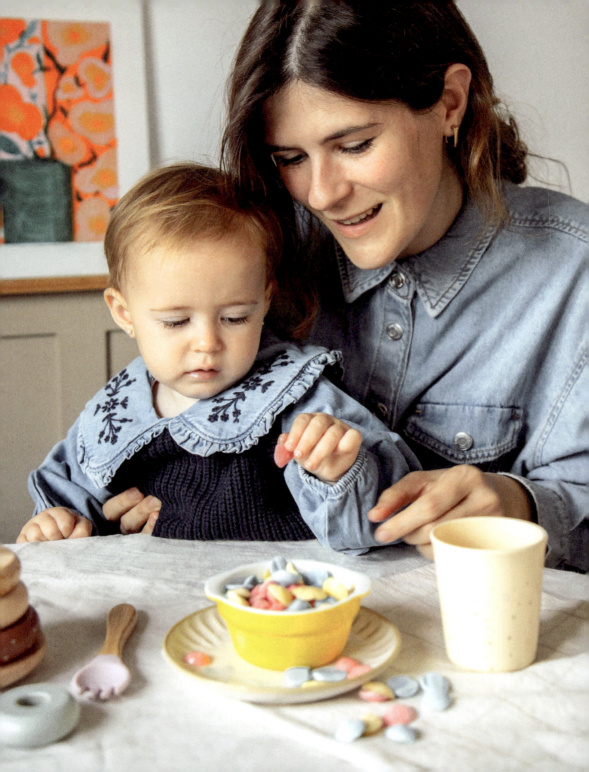

Botones de yogur helados

Ingredientes:

Yogures de color rosa:
- 90 g de yogur griego o de coco
- 20 g de frambuesas
- 20 g de plátano o pera
- frambuesa liofilizada en polvo (opcional)

Yogures de color azul:
- 90 g de yogur griego o de coco
- 20 g de arándanos
- 20 g de plátano
- espirulina (opcional)

Yogures de color amarillo:
- 90 g de yogur griego o de coco
- 20 g de plátano
- 20 g de mango
- cúrcuma (opcional)

Preparación

1. Coloca una cucharada de yogur griego y la fruta que hayas elegido en una batidora, y tritura hasta obtener un puré suave.
2. Incorpora el puré al resto del yogur griego.
3. Vierte el yogur saborizado en una manga pastelera.
4. Haz pequeños botones de yogur en una bandeja que quepa en tu congelador, forrada con papel para hornear.
5. Congela una hora hasta que esté sólido.

¿Cómo servir?
- **6-9 meses** → En cuchara o precuchara.
- **de 9-12 meses en adelante** → Como en la foto.

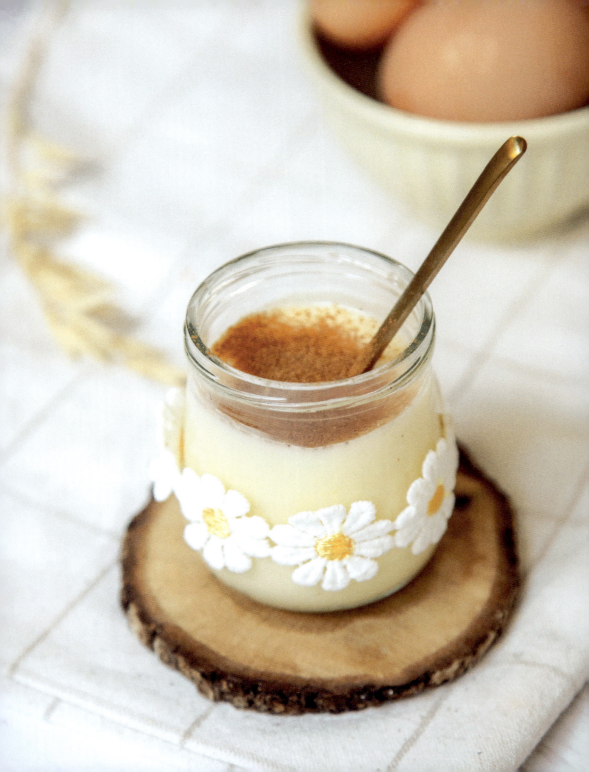

Natillas

Ingredientes:
- 500 ml de leche o bebida vegetal
- esencia de vainilla
- cáscara de limón
- canela en polvo
- 3 yemas de huevo
- 1 y ½ cucharada de crema de dátil
- 1 cucharada de arrurruz o maicena

Preparación
1. Pon un cazo a calentar con la leche, la vainilla, el limón y la canela hasta hervir. Bajamos el fuego bajo.
2. Mientras se calienta la leche, mezcla en otro bol las yemas, la crema de dátil y el arrurruz o maicena.
3. Incorporamos la mezcla poco a poco en la mezcla de la leche removiendo con unas varillas y cocinamos unos minutos hasta que espese.

¿Cómo servir?
- **6-9 meses** → En cuchara o precuchara.
- **de 9-12 meses en adelante** → Como en la foto.

Recetas dulces

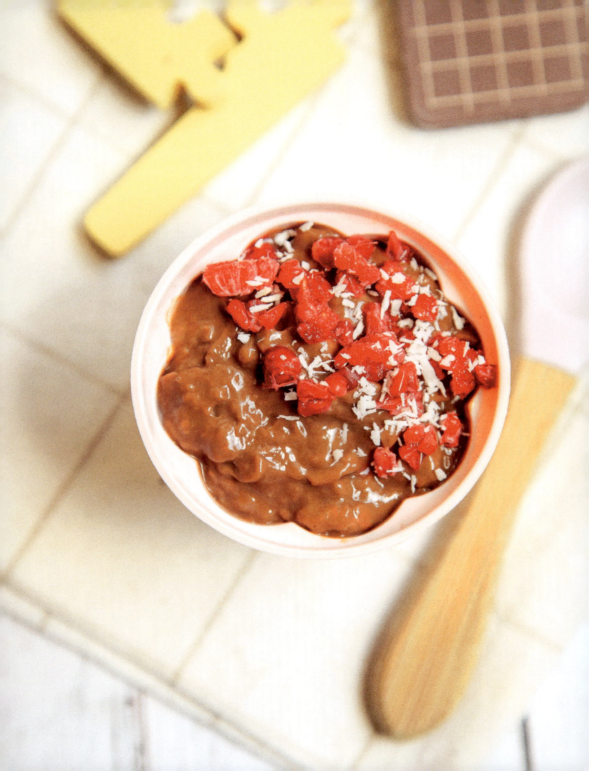

Mousse de chocolate, aguacate y boniato

Ingredientes:
- 150 g de boniato
- 1 aguacate maduro
- 80 ml de leche de coco
- 40 g de cacao en polvo
- 1 cucharadita de esencia de vainilla
- 1 cucharada de crema de avellanas

Preparación
1. Pincha el boniato con un tenedor y cocínalo al vapor durante aproximadamente 30 minutos o hasta que esté muy suave.
2. Pela el boniato cocido y échalo en un procesador de alimentos, junto con el aguacate, la leche de coco, el cacao, la vainilla y la crema de avellanas. Tritura hasta que quede cremoso.
3. Para decorar, sirve con fruta, como frambuesas y coco rallado.

¿Cómo servir?
- **6-9 meses** → En cuchara o precuchara.
- **de 9-12 meses en adelante** → Como en la foto.

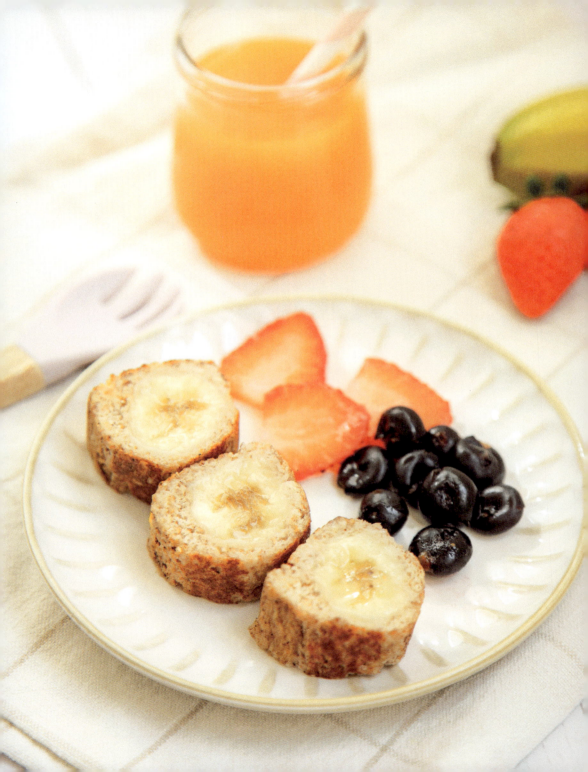

Rollitos french toast de plátano

Ingredientes:
- 1 tostada de pan de molde
- 1 plátano
- 1 huevo
- 2 cucharadas de leche o bebida vegetal
- ½ cucharadita de canela en polvo
- un poco de aceite o mantequilla para la sartén

Preparación
1. Pon el pan de molde en una superficie plana, corta los bordes y aplasta con un rodillo hasta que reduzca la mitad de su grosor.
2. Pela el plátano, colócalo encima del pan y enróllalo.
3. En un bol casca el huevo, incorpora la leche y la canela. Bate hasta mezclar del todo.
4. Empapa el plátano en la mezcla.
5. Calienta una sartén a fuego medio, echa el aceite y cocina el plátano por todos los lados.
6. Corta en rodajas al servir.

¿Cómo servir?
- **6-9 meses** → En rodajas.
- **9-12 meses** → En trocitos pequeños.
- **12-18 meses** → En rodajas o rodajas cortadas por la mitad.

Recetas dulces

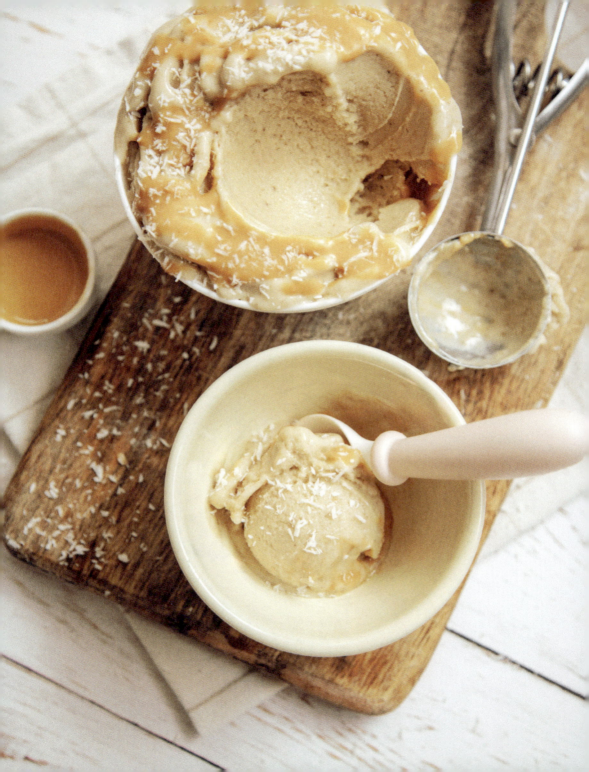

Helado de plátano y crema de cacahuete

Ingredientes:

- 1 cucharada de semillas de chía molidas hidratadas en agua
- 3 plátanos congelados (aproximadamente 300 g)
- 45 g de crema de cacahuete
- ½ cucharadita de esencia de vainilla

Preparación

1. Hidrata una cucharada de semillas de chía junto con una cucharada de agua durante al menos 30 minutos.
2. Agrega los plátanos congelados, la crema de cacahuete, la vainilla y la chía a un procesador de alimentos. Tritura hasta que la mezcla esté cremosa.
3. Puedes servir el helado de plátano de inmediato como un postre suave o transferirlo a un recipiente hermético y congelarlo durante 1 o 2 horas para obtener una consistencia más firme y fácil de servir con cuchara.

¿Cómo servir?
- **6-9 meses** → En cuchara o precuchara.
- **de 9-12 meses en adelante** → Como en la foto.

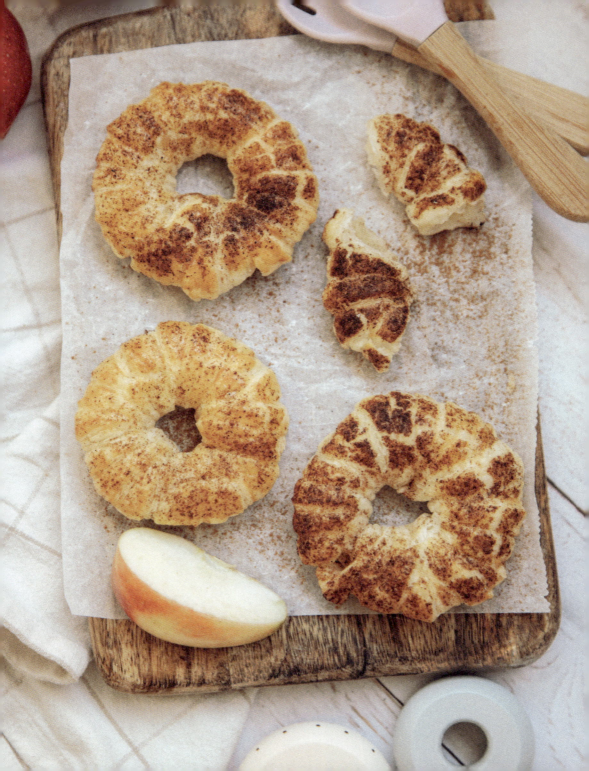

Dónuts de manzana y hojaldre

Ingredientes:
- 1 lámina de hojaldre
- 1 manzana
- 1 huevo
- 1 cucharada de agua
- 1 cucharadita de canela en polvo

Preparación
1. Precalienta el horno a 190 °C.
2. Corta la manzana horizontalmente y, usando un cuchillo o un pequeño cortador de galletas redondo, retira el centro de las rodajas de manzana para formar anillos.
3. Corta la lámina de hojaldre en tiras finas y comienza a envolver los anillos de manzana.
4. Deja los dónuts reposar 30 minutos en la nevera.
5. En un bol, mezcla el huevo con una cucharada de agua.
6. Pincela la parte superior de los anillos de manzana con la mezcla de huevo y espolvorea con canela.
7. Coloca los anillos de manzana envueltos en una bandeja para hornear forrada con papel de horno y hornea durante 15 minutos o hasta que estén dorados.

¿Cómo servir?
- **6-9 meses** → Cortados en mitades.
- **9-12 meses** → En trozos pequeños.
- **12-18 meses** → En mitades o cortados al tamaño de un bocado.

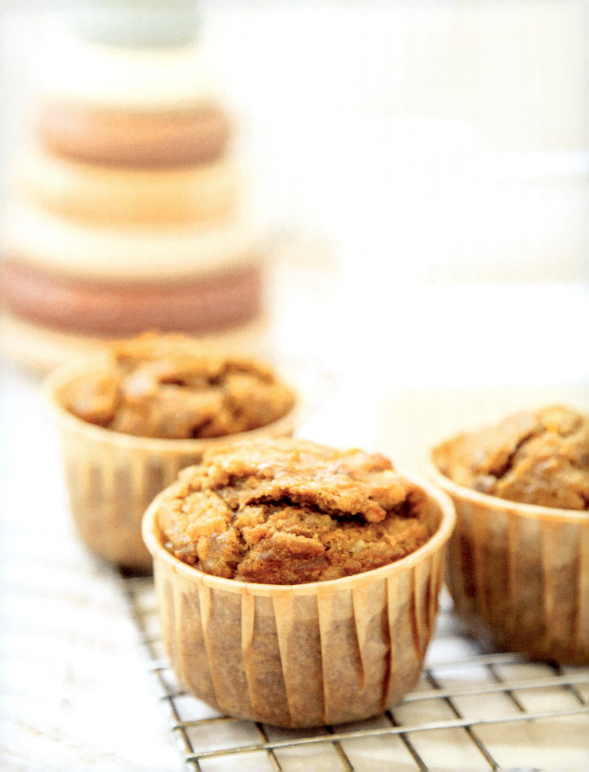

Muffins de zanahoria

Ingredientes:

- 140 ml de aceite de oliva suave
- 20 ml de aceite de coco
- 1 cucharada de pasta de dátil
- 2 huevos
- una pizca de vainilla
- 150 g de harina de trigo o avena integral
- 1 cucharadita de polvo de hornear
- ½ cucharadita de bicarbonato
- 1 cucharadita de canela en polvo
- una pizca de nuez moscada
- 110 g de zanahoria rallada
- 1 cucharada de miel o sirope de arce (opcional)

Preparación

1. En una batidora o con unas varillas mezcla el aceite de oliva, el de coco, la pasta de dátil y la vainilla. Incorpora los huevos y bate unos segundos más.
2. En un bol aparte mezcla la harina, el polvo de hornear, el bicarbonato, la canela y la nuez moscada.
3. Incorpora poco a poco la mezcla de las harinas a la de los aceites.
4. Añade la zanahoria y remueve con movimientos envolventes. Sirve la mezcla en moldes de muffins.
5. Precalienta el horno a 175 °C y hornea durante 10 minutos.

¿Cómo servir?
- **6-9 meses** → En forma de muffin o cortado por la mitad.
- **9-12 meses** → En trocitos pequeños.
- **12-18 meses** → Por la mitad o en cuartos del tamaño de un bocado.

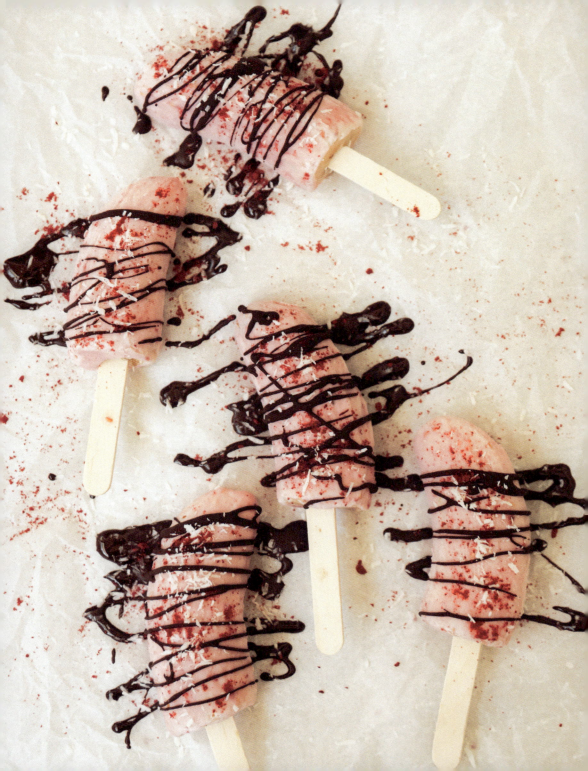

Polos de plátano y pera

Ingredientes:
- 300 g de yogur griego o de coco
- 30 g de frambuesa
- 2 plátanos maduros cortados por la mitad
- 2 peras maduras cortadas en cuartos
- coco rallado (opcional)
- pasta de dátil (opcional)
- chocolate (opcional)
- fruta liofilizada (opcional)

Preparación
1. Tritura el yogur con las frambuesas. Vuelca la mezcla en un vaso alto.
2. Corta los plátanos por la mitad y las peras en cuartos.
3. Inserta un palito de helado en cada trozo de fruta. Puedes congelarlas 20 minutos para que sea más fácil cubrirlas de yogur.
4. Sumerge las paletas de fruta en el vaso de yogur.
5. Decora con coco rallado, pasta de dátil, chocolate o fruta liofilizada.
6. Congela durante 2 horas o hasta que el yogur se solidifique.

¿Cómo servir?
- **de 6-9 meses en adelante** → Como en la foto.

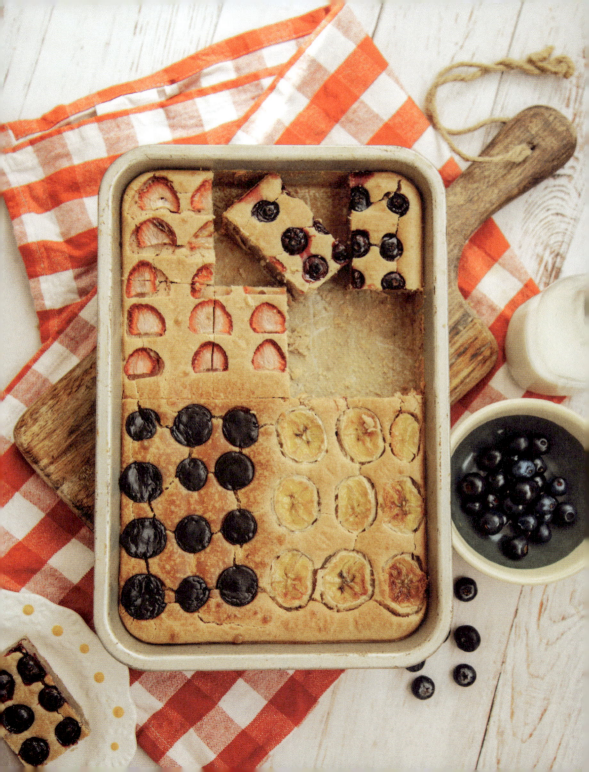

Plancha de tortitas de manzana

Ingredientes:
- 1 manzana
- 60 g de copos de avena
- 2 huevos
- 1 cucharadita de polvo de hornear
- ½ cucharadita de canela en polvo
- toppings: plátano, frutos rojos, chocolate...

Preparación
1. Precalienta el horno a 190 °C. Corta la manzana en cubos y cocínala en el microondas durante 3 minutos o en una sartén a fuego medio durante 4-5 minutos o hasta que esté suave. Deja enfriar.
2. En una batidora tritura la avena, los huevos, el polvo de hornear, la canela y la manzana.
3. Forra un recipiente para horno con papel de horno y vuelca la mezcla encima. Decora con los toppings que quieras.
4. Hornea 10-15 minutos.

¿Cómo servir?
- **6-9 meses** → En forma de bastones.
- **9-12 meses** → En trocitos pequeños.
- **12-18 meses** → Corta del tamaño de un bocado.

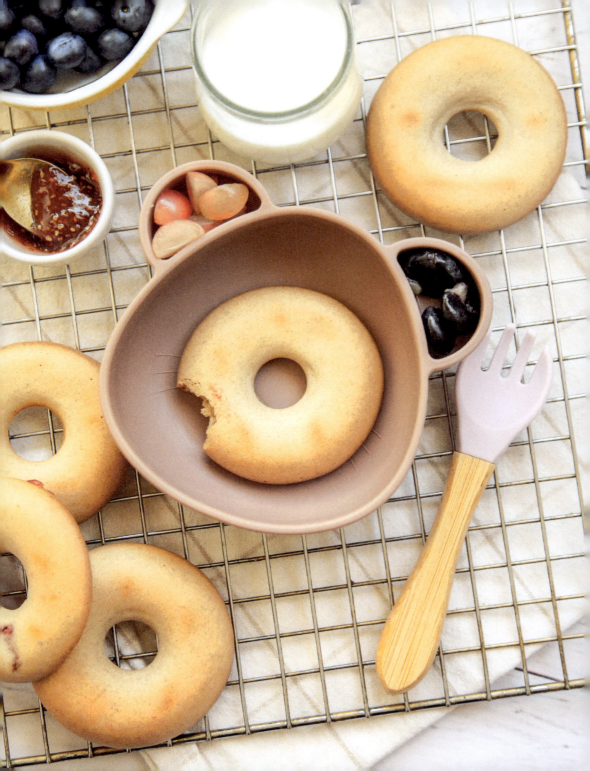

Dónuts

Ingredientes:

- 40 g de harina de avena integral
- 50 g de harina de almendra
- 5 g de harina de coco
- 1 cucharada de polvo de hornear
- 1 huevo
- 125 g de yogur natural
- 1 cucharada de pasta de dátil
- 20 ml de aceite de coco u oliva suave

Preparación

1. Precalienta el horno a 180 °C.
2. Mezcla en un bol la harina de avena, de almendra, de coco y el polvo de hornear.
3. En otro bol mezcla el huevo, el yogur, la pasta de dátil y el aceite.
4. Vierte los ingredientes secos ya mezclados en la mezcla líquida.
5. Vierta la mezcla en moldes de silicona de dónuts y rellena ¾ partes del hueco con la masa.
6. Cocina durante 10 minutos.

¿Cómo servir?

- **6-9 meses** → En forma de dónut o cortado por la mitad.
- **9-12 meses** → En trocitos pequeños.
- **12-18 meses** → Entero o cortado en trocitos del tamaño de un bocado.

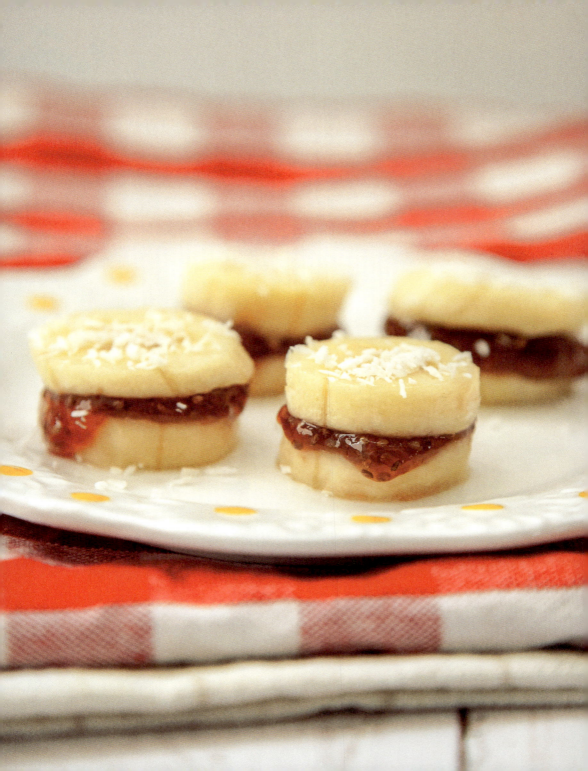

Bocaditos de plátano y crema de cacahuete

Ingredientes:
- 2 plátanos
- 30 g de crema de almendras o cacahuete
- 30 g de mermelada (ver la receta en la página 205)
- 20 g de coco rallado

Preparación

1. Pela los 2 plátanos y córtalos en rodajas de aproximadamente 1,5 cm de grosor.
2. Unta 1 cucharada de crema de cacahuete en una rodaja de plátano y cúbrela con una cucharada de mermelada. Coloca otra rodaja de plátano encima para formar un sándwich. Espolvorea un poco de coco rallado por encima.
3. Repite el proceso con el resto de las rodajas de plátano. Coloca los bocaditos en un plato o en una bandeja forrada y congela 2 horas.

¿Cómo servir?
- **6-9 meses** → En tiras alargadas.
- **de 9-12 meses en adelante** → Corta las rodajas de plátano por la mitad o en cuartos.

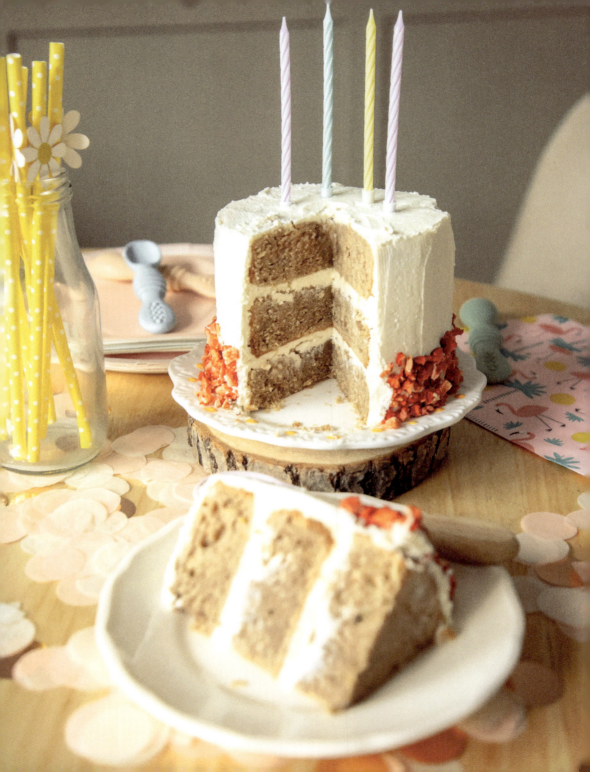

Tarta de cumpleaños

Ingredientes:

- 125 g de yogur de coco o natural
- 3 huevos
- 130 ml de aceite de coco u oliva suave
- 2 cucharadas de pasta de dátil
- 225 g de harina de espelta integral o, si no, de trigo
- 1 cucharadita de polvo de hornear
- la ralladura de 1 limón
- 1 cucharada de esencia de vainilla

Para el relleno:

- 500 ml de mascarpone
- 2-3 cucharadas de pasta de dátil o sirope de arce o miel

Preparación

1. Precalienta el horno a 180 °C.
2. En un bol grande, bate el yogur, los huevos, el aceite, la pasta de dátil, el limón rallado y la vainilla hasta obtener una crema homogénea.
3. En un bol aparte, mezcla la harina y el polvo de hornear.
4. Agrega los ingredientes secos a la mezcla húmeda y mezcla suavemente.
5. Vierte la mezcla en uno o varios moldes redondos. Si lo haces en uno necesitará un poco más de tiempo de cocción.
6. Hornea durante 25-30 minutos o hasta que, al insertar un palillo en el centro, salga limpio.
7. Saca el bizcocho del horno y deja que se enfríe sobre una rejilla durante unos minutos antes de desmoldarlo.
8. Mezcla el queso mascarpone con la pasta de dátil. Coloca una capa de bizcocho sobre un plato y esparce 2-3 cucharadas de relleno capa tras capa. Cubre el exterior de crema y decora con fresa liofilizada.

¿Cómo servir?

- **6-9 meses** → Sustituye los lácteos por yogur o nata. Sirve en trozos alargados de bizcocho sin relleno.
- **9-12 meses** → Sustituye lácteos por yogur o nata de coco. Sirve en trocitos pequeños.
- **12 meses en adelante** → Sirve en trocitos del tamaño de un bocado o presenta la tarta entera para que disfrute con las manos.

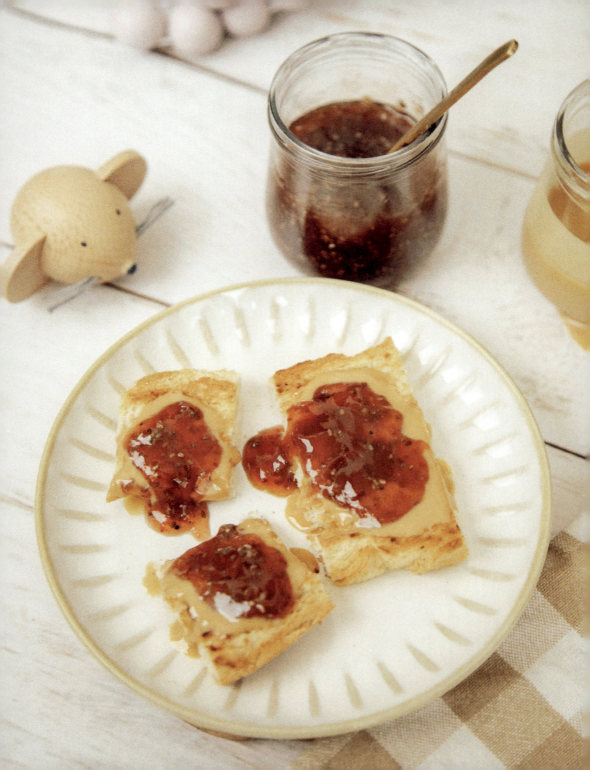

Mermelada de frambuesa y chía

Ingredientes:
- 250 g de frambuesas congeladas
- 25 g de semillas de chía

Preparación
1. En una cacerola pequeña, calienta las frambuesas junto con las semillas de chía, a fuego medio-alto. Revuelve 15-20 minutos hasta que las frambuesas se ablanden y suelten su jugo.
2. Tritura con un tenedor o con una batidora de mano.

¿Cómo servir?
- **de 6 meses en adelante** → Sirve con precuchara o encima de pan, con yogur o en un postre...

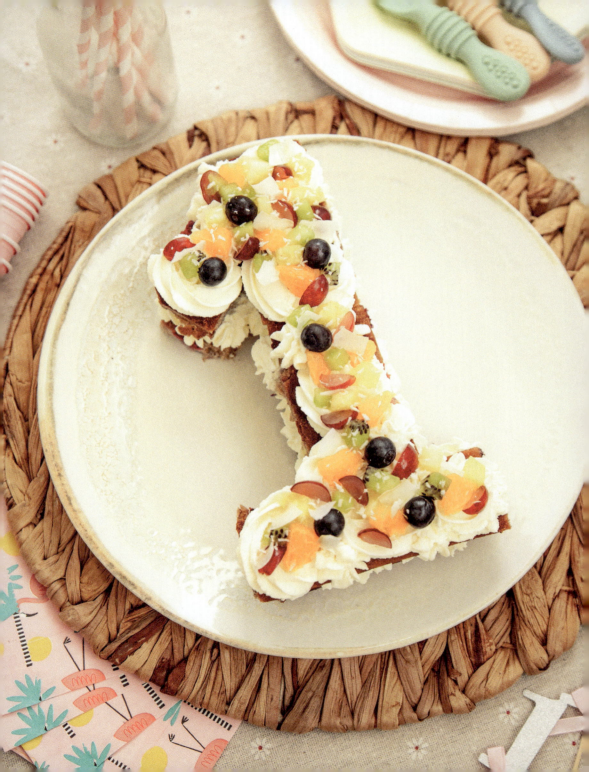

Cookie de cumpleaños

Ingredientes:

- 150 g de aceite de coco
- 15 g de pasta de dátil
- 2 huevos
- 1 cucharadita de esencia de vainilla
- 150 g de harina de almendra
- 40 g de harina de coco
- 1 cucharadita de bicarbonato
- chispas de chocolate o fruta (opcional)

Para el relleno:

- 500 ml de mascarpone
- 2-3 cucharadas de pasta de dátil o sirope de arce o miel

Preparación

1. Mezcla el aceite de coco con la pasta de dátil y la vainilla, y bate con unas varillas hasta que se mezcle bien.
2. Incorpora los huevos y bate suavemente.
3. En un bol grande mezcla la harina de almendra, la harina de coco y el bicarbonato.
4. Echa los ingredientes secos poco a poco en la mezcla del aceite de coco hasta que se forme una masa.
5. Extiende la masa ayudándote de un rodillo y corta con un cuchillo para darle forma de número o de letra. Yo he querido hacer 2 capas, así que he recortado el número 1 dos veces.
6. Precalienta el horno a 180 °C, hornea 12 minutos y deja enfriar.
7. Mezcla el queso mascarpone con la pasta de dátil. Échalo en una manga pastelera.
8. Coloca una plancha de galleta y reparte la mezcla del relleno encima. Coloca la segunda capa de galleta encima, cubre con el resto de la masa de relleno y decora con fruta o con chispas de chocolate.

¿Cómo servir?

- **6-9 meses** → Sin el mascarpone, en trozos alargados.
- **9-12 meses** → Sin mascarpone en trozos pequeños para que puedan hacer pinza.
- **12-18 meses** → En trocitos pequeños.

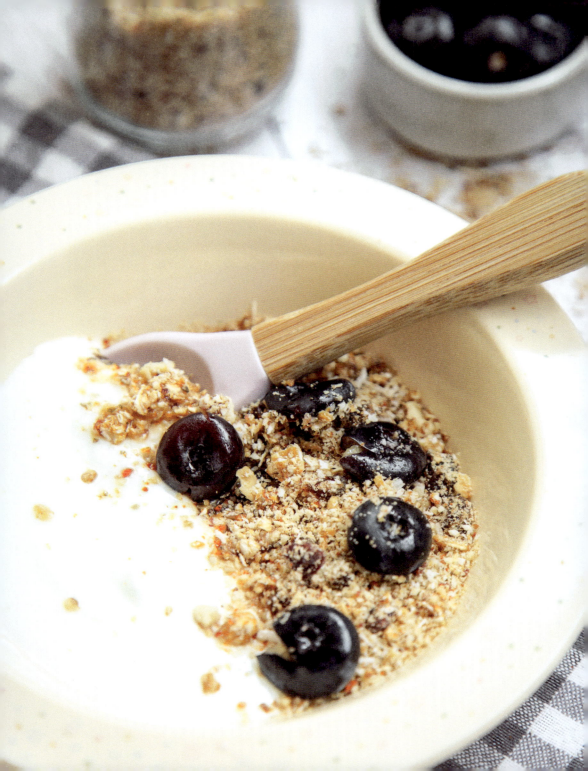

Granola para bebés

Ingredientes:
- 100 g de almendra o harina de almendra
- 200 g de copos de avena
- 50 g de semillas de chía
- 40 g de avellanas
- 40 g de semillas de calabaza
- 50 g de nueces pecanas
- 25 g de coco rallado
- 60 g de uvas pasas
- 70 g de compota de manzana o 70 g de plátano maduro machacado
- 2 cucharadas de aceite de coco derretido
- 1 clara de huevo
- 1 cucharadita de esencia de vainilla

Preparación
1. Precalienta el horno a 210 °C.
2. En un procesador de alimentos, tritura la almendra, la avena, la chía, las avellanas, las semillas de calabaza y las nueces pecanas hasta que estén picadas como muestra la foto y evitar así el atragantamiento.
3. Vuelca la mezcla de frutos secos y semillas en un bol y agrega la compota de manzana, el aceite de coco, la clara de huevo y la vainilla. Mezcla bien hasta que todos los ingredientes estén cubiertos.
4. Extiende la mezcla en una bandeja para hornear forrada con papel de hornear. Enhorna durante 5 minutos.
5. Retira la bandeja del horno y agrega el coco rallado y las uvas pasas cortadas por la mitad. Mezcla bien y vuelve a hornear durante 5 minutos más.

¿Cómo servir?
- **6-9 meses** → Asegúrate de que la granola es muy fina y no queda en bloques. Si lo ves necesario puedes triturar la granola en un procesador de alimentos para obtener una textura más suave y servir con yogur vegetal en una precuchara.
- **de 9 meses en adelante** → Puedes ofrecer la granola en trozos compactos un poquito grandes, pero asegúrate de que estén bien cocidos y sin partes duras.

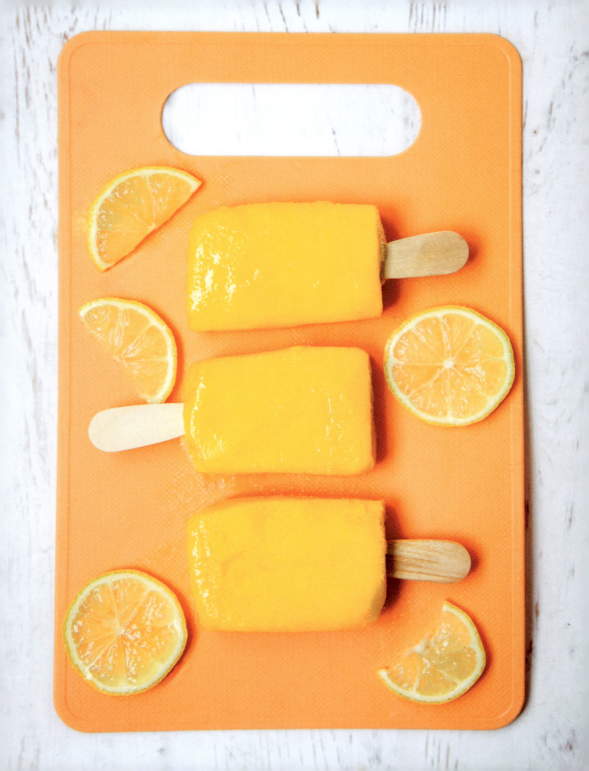

Polos naranjas

Ingredientes:

- 2 mangos maduros
- 120 ml de agua o agua de coco
- 1 cucharada de zumo de limón

Preparación

1. Pela los mangos y corta la pulpa en trozos.
2. Coloca los trozos de mango en una batidora. Agrega el agua y el zumo de limón. Tritura hasta obtener un puré suave.
3. Vierte la mezcla en moldes para polos. Si no tienes moldes, puedes usar vasos pequeños y colocar un palito en el centro.
4. Coloca los moldes en el congelador y congela durante al menos 4-6 horas o hasta que estén completamente sólidos.
5. Para sacar los polos, puedes sumergir brevemente los moldes en agua tibia para que se despeguen más fácilmente.

¿Cómo servir?

- **6-9 meses** → Cambia la receta sustituyendo el mango por otro ingrediente. Dale el polo para que lo coja con la mano.
- **12 meses** → Dale el polo para que lo coja con la mano.

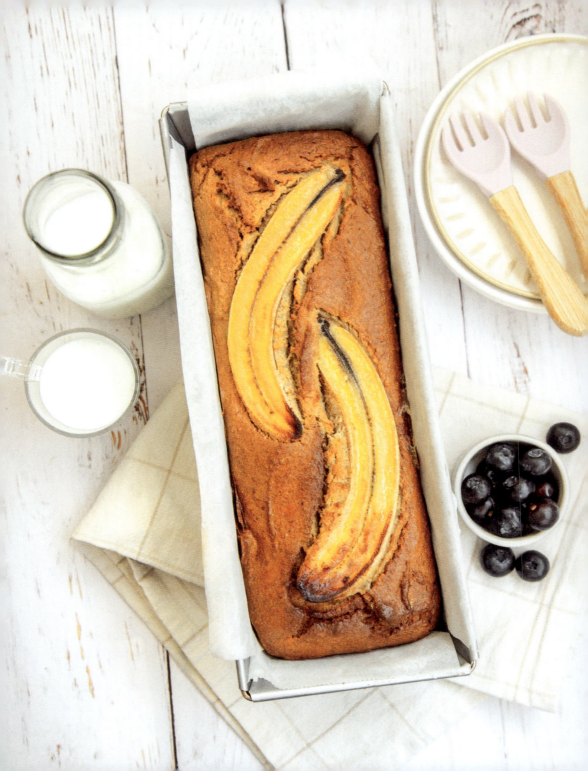

Pan de plátano y almendras

Ingredientes:
- 2 plátanos muy maduros (aproximadamente 220 g)
- 6 huevos
- 60 g de aceite de coco
- 2 cucharaditas de esencia de vainilla
- 325 g de harina de almendras
- 4 cucharaditas de canela molida
- 2 cucharaditas de polvo de hornear
- una pizca de sal
- arándanos (opcional)

Preparación
1. Precalienta el horno a 180 °C.
2. En un bol, mezcla los plátanos machacados, los huevos, el aceite de coco y la vainilla. Añade los arándanos.
3. Incorpora la harina de almendras, la canela, el polvo de hornear y la sal. Remueve bien hasta obtener una masa homogénea.
4. Vierte la mezcla en un molde para pan engrasado. Hornea durante 50 minutos o hasta que, al insertar un palillo, salga limpio.
5. Deja enfriar antes de desmoldar y servir.

¿Cómo servir?
- **6-9 meses** → En trozos alargados.
- **9-12 meses** → En pedacitos pequeños para que puedan usar el dedito de pinza.
- **12-18 meses** → En trocitos del tamaño de un bocado.

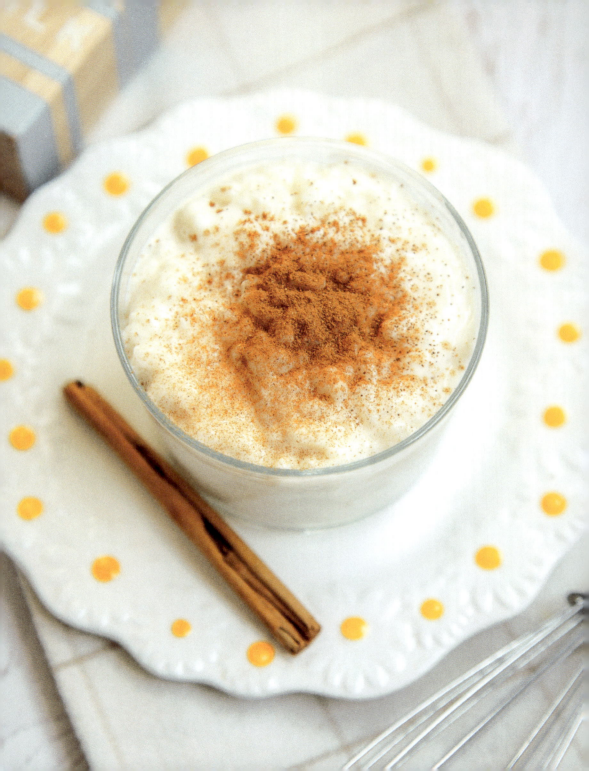

Arroz con leche

Ingredientes:
- 60 g de arroz blanco (tipo bomba o redondo)
- 350 ml de leche de vaca, materna o bebida vegetal en bebés de menos de 12 meses
- 30 g de coco rallado
- 1 cucharadita de canela en polvo
- 1 cucharadita de semillas de chía

Preparación
1. En una olla pequeña, echa el arroz y la leche. Calienta a fuego medio-bajo, removiendo ocasionalmente para evitar que se pegue. Cocina durante 10-15 minutos o hasta que el arroz esté cremoso y la leche se haya absorbido casi por completo.
2. Incorpora el coco rallado, la canela y las semillas de chía. Mezcla bien. Si ves que el arroz aún está muy duro y queda mucho líquido, puedes añadir un poco más de leche y continuar cocinando unos minutos más.

¿Cómo servir?
- **6-9 meses** → Con precuchara.
- **de 9 meses en adelante** → En un bol con una cuchara.

Recetas dulces

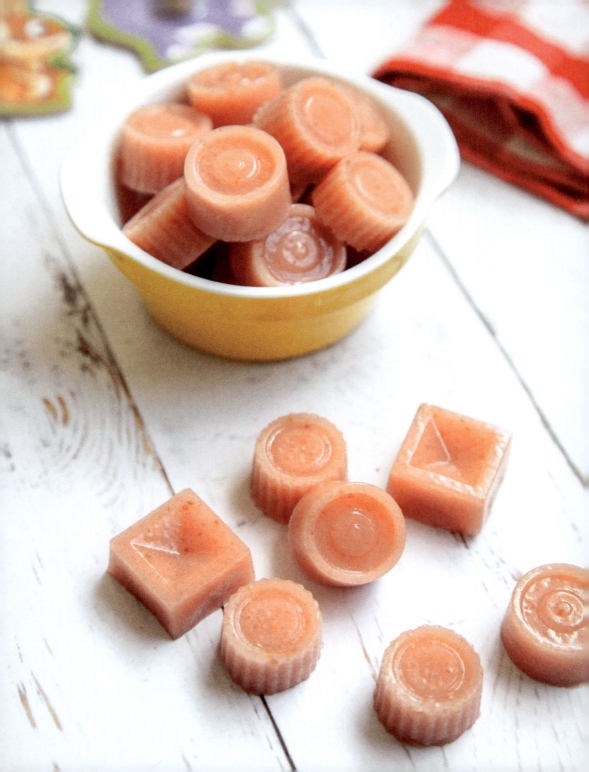

Gelatina de fresa casera

Ingredientes:
- 100 g de fresas frescas
- 12 g de gelatina sin sabor (1 sobre)
- 80 ml de agua hirviendo
- 60 ml de leche de vaca, bebida vegetal o leche materna o de fórmula

Preparación
1. En un procesador de alimentos, tritura las fresas con aproximadamente 2 cucharadas (30 ml) de agua hirviendo hasta obtener un puré suave.
2. Añade el resto del agua hirviendo (50 ml) y la gelatina al puré de fresas. Mezcla bien hasta que la gelatina se disuelva por completo.
3. Incorpora la leche (calentada previamente) al puré de fresas. Mezcla de nuevo.
4. Vierte la mezcla en moldes individuales o en un molde más grande.
5. Enfría en la nevera durante 2 horas o hasta que la gelatina esté firme.

¿Cómo servir?
- **6-9 meses** → Usa moldes más grandes y alargados para que le sea más fácil coger los trozos.
- **de 9 meses en adelante** → Usa moldes pequeñitos para que pueda coger las piezas con las manos.

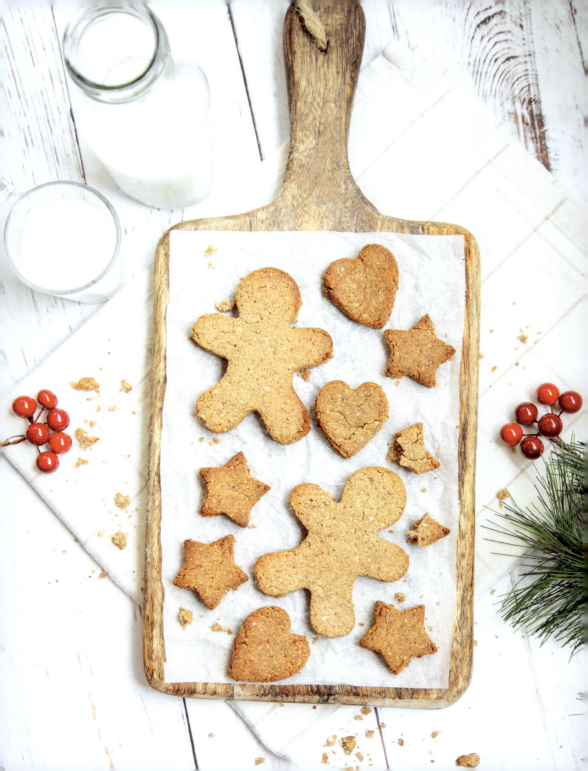

Galletas de Navidad (sin huevo)

Ingredientes:
- 190 g de harina de avena
- 50 g de avellanas crudas
- 75 g de dátiles deshuesados
- 40 g de aceite de coco o mantequilla
- 80 ml de leche, bebida vegetal o leche materna o de fórmula
- 1 cucharada de canela en polvo
- 2 cucharaditas de jengibre en polvo
- ½ cucharadita de levadura en polvo

Preparación
1. Precalienta el horno a 170 °C.
2. Pon los dátiles en remojo 10 minutos.
3. En un procesador de alimentos tritura los dátiles remojados, las avellanas, la harina de avena, el aceite de coco, la leche, la canela, el jengibre y la levadura.
4. Estira la masa y corta con moldes de galletas.
5. Hornea durante aproximadamente 15 minutos o hasta que estén doradas.

¿Cómo servir?
- **6-9 meses** → Da forma alargada a la galleta para que le sea más fácil coger los trozos.
- **de 9 meses en adelante** → Usa moldes de figuritas que luego pueden cortarse al servir.

23 IDEAS DE PLATOS

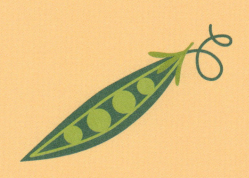

Cuando empecé el baby-led weaning con mi hija Carla, tenía mil dudas. Sabía que quería que ella disfrutara la comida de forma natural, pero a la hora de servirle su plato, me preguntaba: «¿Y ahora qué le pongo?». Quería que su alimentación fuera equilibrada, variada y, sobre todo, segura, pero al principio no siempre sabía cómo organizarlo.

Poco a poco fui aprendiendo a combinar los alimentos de manera sencilla, sin complicarme demasiado, y a disfrutar viendo cómo ella exploraba sabores, texturas y colores con curiosidad.

En esta sección quiero compartir contigo algunas ideas de platos que me ayudaron en esos momentos en los que la inspiración faltaba. No es necesario que los sigas al pie de la letra, pero espero que te sirvan de guía cuando no sepas muy bien qué ofrecerle a tu bebé.

Recuerda que cada peque tiene su propio ritmo y que es normal que algunos días coman con entusiasmo y otros apenas prueben. Lo importante es disfrutar del proceso, sin presiones, y confiar en que ellos saben más de lo que creemos.

¡Espero que estas ideas te ayuden tanto como a mí y que disfrutes de cada comida junto a tu bebé!

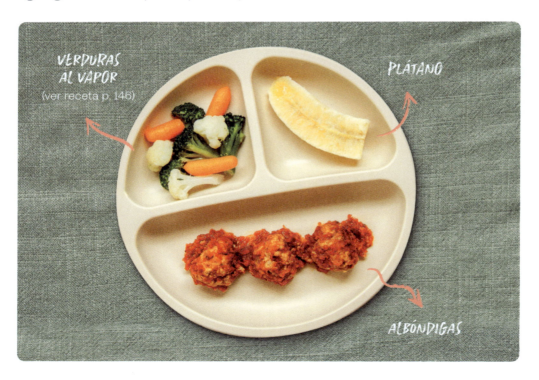

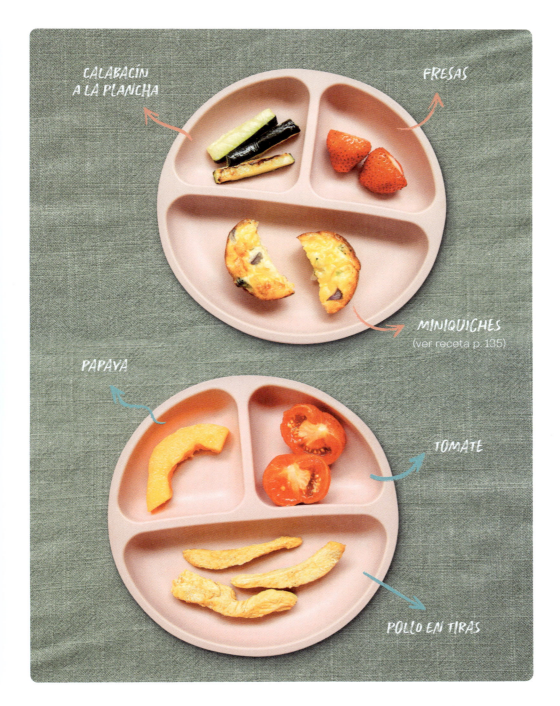

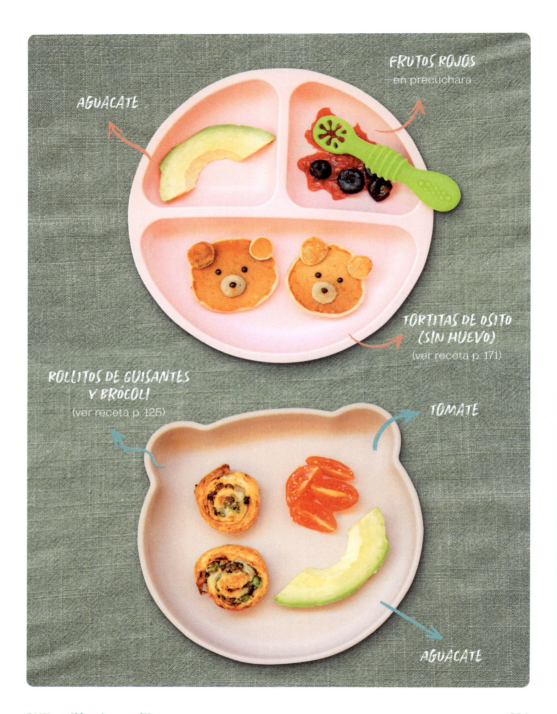

BLW y adiós a las papillas

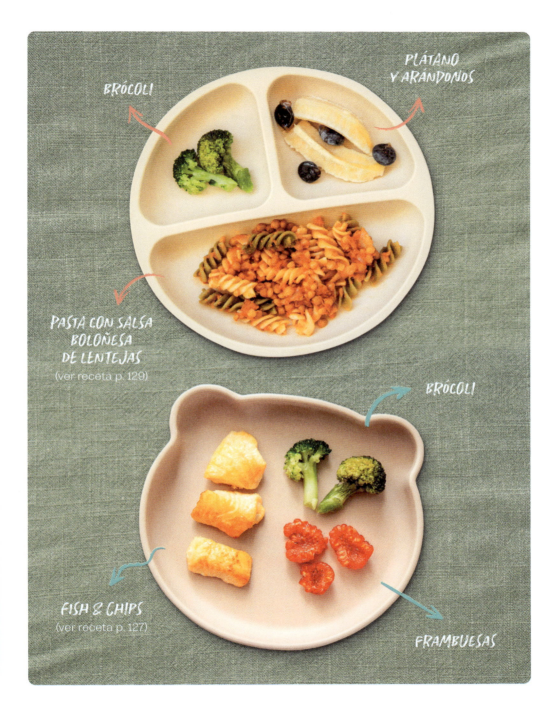

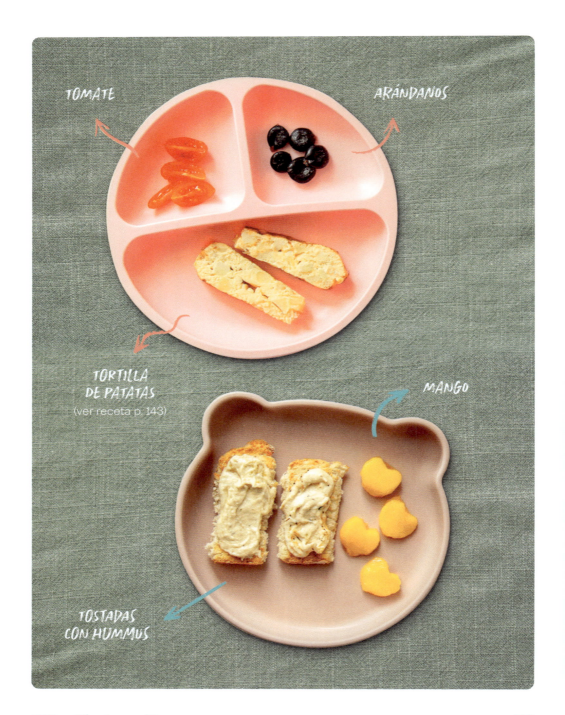

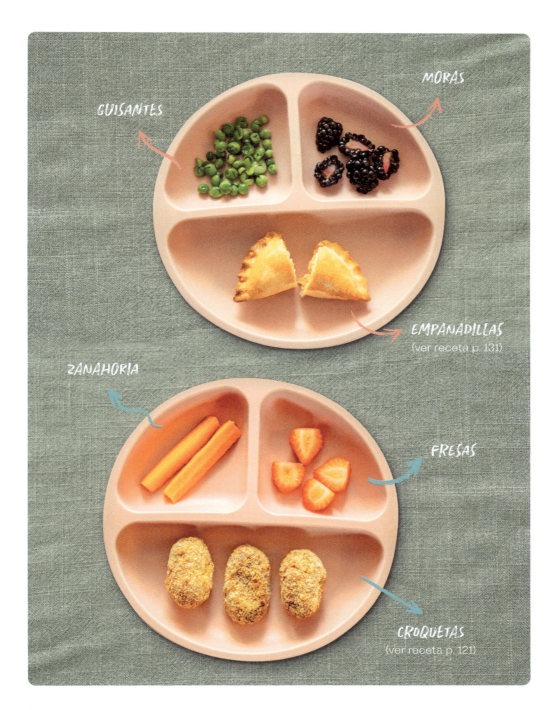

23 ideas de platos

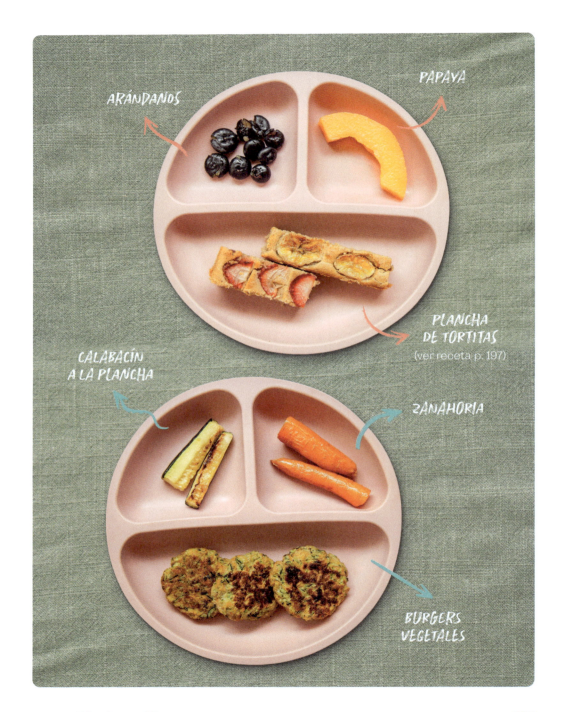

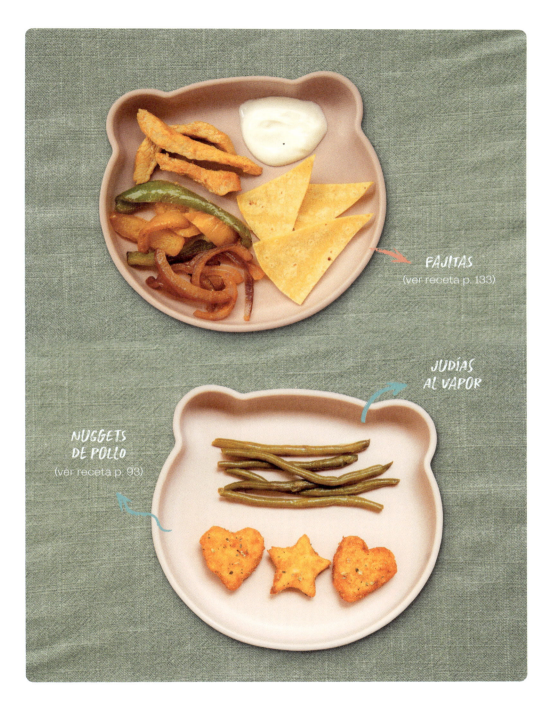

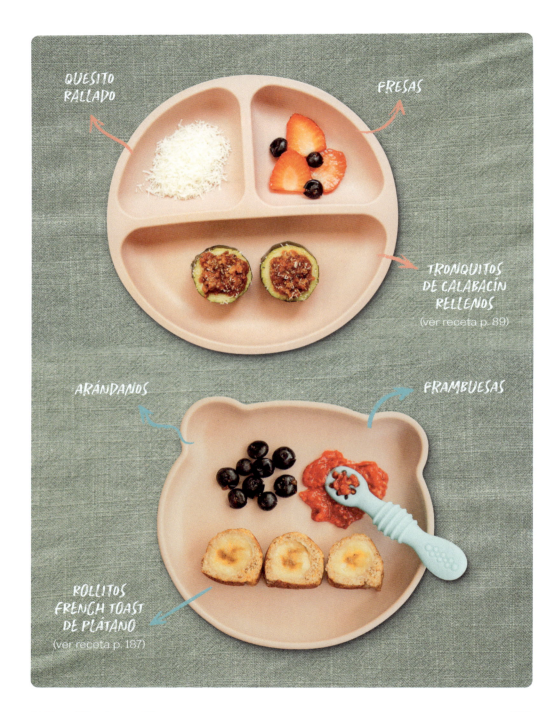

BLW y adiós a las papillas

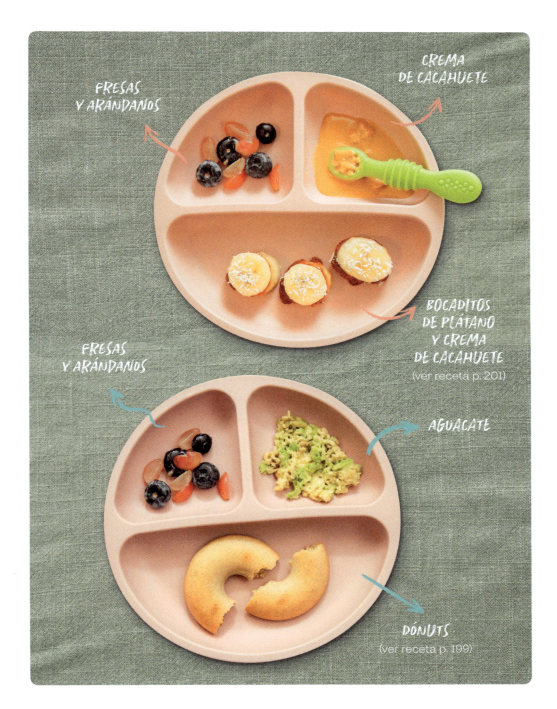

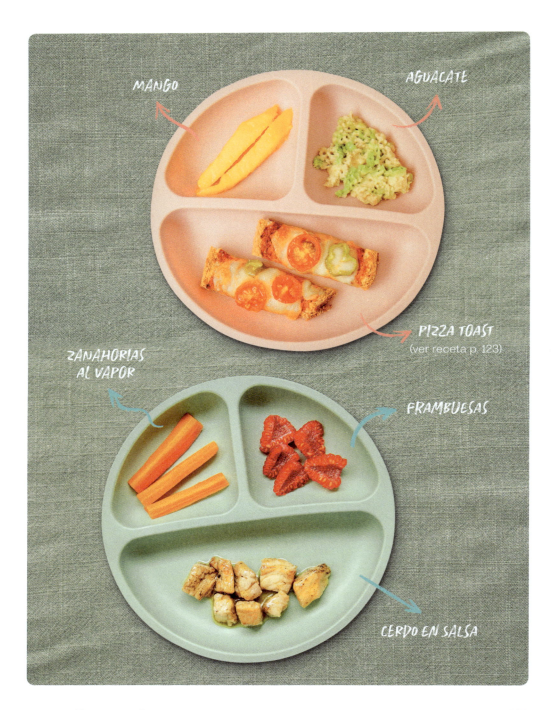

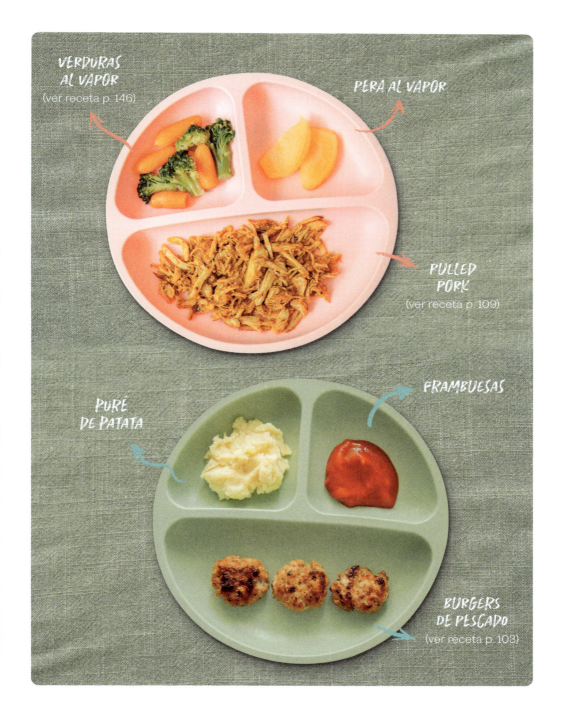

índice de recetas

RECETAS SALADAS 89

Tronquitos de calabacín rellenos 89
Bolitas de arroz y pescado 91
Nuggets de pollo 93
Crema de calabacín 95
Crema de calabaza 97
Ñoquis caseros con tomate y brócoli 99
Taquitos de lomo con miel y limón 101
Burguers de pescado 103
Albóndigas con tomate 105
Pastel de carne 107
Pulled pork 109
Miniburgers de ternera y verduras 111
Arroz tres delicias 113
Palitos de calabacín y aguacate 115
Hamburguesas de calabacín y zanahoria 117
Palitos de almendra 119
Croquetas rápidas 121
Pizza toast 123
Rollitos de guisantes y brócoli 125
Fish and chips 127
Salsa boloñesa de lentejas 129
Empanadillas 131
Fajitas para todos 133
Miniquiches 135
Gofres de verduras 137
Humus para peques 139
Salsas: de guisantes y brócoli, de zanahoria, de tomate 140
Tortilla de patatas saludable 143
Barritas de merluza 145
Verduras al vapor 146
Bolitas energéticas para bebés 149
Empanadillas de pollo y garbanzos 151
Muffins de espinacas y maíz (sin huevo) 153
Pan de calabacín y jamón 155
Tortitas de garbanzos rellenas (sin huevo) 157
Croquetas rápidas de pescado y patata 159
Fideuá 161
Pavo en salsa de zanahoria 163
Arepas caseras 165
Guiso de patatas con carne 167

RECETAS DULCES................................. 169
    Compota de manzana 169
    Tortitas de osito (sin huevo) 171
    Plancha de yogur y chía helada 173
    Minimuffins de calabaza 175
    Avena con plátano y crema de cacahuete 177
    Galletas de avena y jengibre 179
    Botones de yogur helados 181
    Natillas 183
    Mousse de chocolate, aguacate y boniato 185
    Rollitos french toast de plátano 187
    Helado de plátano y crema de cacahuete 189
    Dónuts de manzana y hojaldre 191
    Muffins de zanahoria 193
    Polos de plátano y pera 195
    Plancha de tortitas de manzana 197
    Dónuts 199
    Bocaditos de plátano y crema de cacahuete 201
    Tarta de cumpleaños 203
    Mermelada de frambuesa y chía 205
    Cookie de cumpleaños 207
    Granola para bebés 209
    Polos naranjas 211
    Pan de plátano y almendras 213
    Arroz con leche 215
    Gelatina de fresa casera 217
    Galletas de Navidad (sin huevo) 219

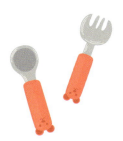

Índice de recetas

índice de ingredientes

A

aceite
  de coco, 135, 149, 153, 171, 179, 193, 199, 203, 207, 209, 213, 219
  de oliva, 89, 91, 95, 97, 101, 105, 107, 113, 115, 117, 127, 129, 131, 133, 137, 140, 141, 143, 157, 159, 161, 163, 187
  de oliva suave, 193, 199, 203
  de oliva virgen extra, 103, 139, 165, 167
agua de coco, 211
aguacate, 35, 115, 185
ajo
  diente de, 95, 97, 103, 105, 107, 109, 127, 139, 141
  picado, 111, 113, 159
albahaca fresca, 105
almendras, 209
  crema de, 201
  harina de, 115, 119, 135, 144, 149, 199, 207, 209, 213
  leche de, 177
alubias, 58
apio, 103, 107
arándanos, 35, 173, 181, 213
arroz, 58
  blanco, 215
  cocido, 91, 113
  harina de, 179
arruruz, 179, 183
avellanas, 209, 219
  crema de, 185
avena, 59, 149, 177
  copos de, 179, 197, 209
  copos sin gluten, 175
  harina de, 115, 117, 155, 219
avena integral, harina de, 137, 193, 199

B

bacalao, 127
bebida vegetal, 107, 135, 171, 183, 187, 215, 217, 219
berenjena, 44
bicarbonato de sodio, 175, 179, 193, 207
boniato, 44, 185
brócoli, 45, 99, 125, 140, 146

C

cacao en polvo, 185
cachuete, crema de, 177, 189, 201
calabacín, 45, 89, 93, 95, 107, 111, 115, 117, 121, 127, 137, 143, 155
calabaza, 46, 97
  puré de, 175
  semillas de, 209
caldo
  de pescado, 161
  de pollo, 109, 163
  de verduras, 95, 97, 140, 161
canela, 109, 149, 177
  en polvo, 183, 187, 191, 193, 197, 215, 219
  molida, 175, 213
carne picada, 53
  de cerdo, 105, 107
  de pollo, 89, 93
  de ternera, 105, 107, 111
cebolla, 46, 91, 95, 97, 103, 105, 107, 109, 111, 117, 129, 131, 140, 141, 155, 157, 161, 163, 167
  roja, 133, 135
cerdo, 53, 161
  carne picada de, 105, 107
  lomo de, 101, 109
cereales tipo corn flakes, 115, 173
cerezas, 36
champiñón, 47
chía
  molida, 171
  semillas de, 173, 177, 189, 205, 209, 215

BLW y adiós a las papillas

chocolate, 195, 197
  chispas de, 207
coco
  agua de, 211
  harina de, 103, 105, 137, 199, 207
  leche de, 185
  rallado, 115, 149, 185, 195, 201, 209, 215
  yogur de, 103, 173, 175, 181, 195, 203
coles de Bruselas, 47
coliflor, 48, 93, 146
colorante alimentario, 144
comino, 107, 109, 133
cúrcuma, 140, 144, 157, 181

D
dátil
  crema de, 183
  deshuesado, 219
  pasta de, 101, 175, 179, 193, 195, 199, 203, 207

E
empanada, masa de, 151
espárragos, 48, 135
espelta integral, harina de, 203
espinacas, 153
espirulina, 181

F
fideos de fideuá, 161
frambuesas, 36, 181, 185, 195
  congeladas, 173, 205
  liofilizadas en polvo, 181
fresas, 37
  frescas, 217
  liofilizadas, 173, 203
fruta liofilizada, 179, 195
frutos rojos, 197

G
garbanzos, 59
  cocidos, 139, 151
  harina de, 157
gelatina sin sabor, 217
ghee, 107
guisantes, 60, 111, 113, 161
  congelados, 125, 140

H
harina
  de almendra, 115, 119, 135, 144, 149, 199, 207, 209, 213
  de arroz, 179
  de avena, 115, 117, 155, 219
  de avena integral, 137, 193, 199
  de coco, 103, 105, 137, 199, 207
  de espelta integral, 203
  de garbanzo, 157
  de maíz, 165
  de trigo, 99, 115, 131, 135, 137, 153, 155, 171, 179, 193
  de trigo integral, 131, 171, 203
  sin gluten, 115, 153
hojaldre
  lámina de, 125, 191
  plancha de masa de, 151
huevo, 54, 99, 103, 105, 111, 113, 115, 117, 119, 121, 125, 135, 137, 143, 144, 151, 155, 159, 175, 187, 191, 193, 197, 199, 203, 207, 213
    batido, 131
    clara de, 209
    cocido, 131
    yema de, 183

J
jamón york, 155, 157
  bajo en sal, 113
jengibre en polvo, 179, 219
judías, 49
judías verdes, 146

Índice de ingredientes

K
kiwi, 37

L
leche, 107, 135, 153, 171, 183, 187
  de almendras, 177
  de coco, 185
  de fórmula, 217, 219
  de vaca, 108, 217
  materna, 153, 215, 217, 219
  vegetal, 153
lentejas, 60
  de bote sin sal, 129
levadura en polvo, 219
limón, 101, 115
  cáscara de, 183
  ralladura de, 203
  zumo de, 127, 133, 139, 211
lino molido, 144
  semilla de, 153

M
maicena, 179, 183
maíz, 153
  harina de, 165
mango, 38, 173, 181, 211
mantequilla, 107, 135, 153, 187, 219
manzana, 38, 163, 169, 191, 197
  compota de, 179, 209
marisco, 161
melocotón, 39
melón, 39
merluza, 91, 127, 144
mermelada, 201
miel, 101, 175, 179, 193, 203, 207
moras, 173

N
naranja, 40
nueces pecanas, 209
nuez moscada, 97, 107, 149, 193

O
orégano, 129
  seco, 123

P
pan
  de barra, 61
  de molde, 61, 187
  rallado, 93, 103, 105, 115, 121, 159
  rebanadas, 123
panko, 115
papaya, 40
patata, 49, 99, 107, 111, 127, 143, 167
  puré de, 159
pavo, pechuga de, 163
pepino, 50, 139
pera, 41, 181, 195
perejil, 159
pescado, 54
  blanco, 127, 159
  caldo de, 161
  cocido, 121
pimentón, 109
  ahumado, 133
  dulce, 131, 161, 167
pimienta, 101, 107, 109
pimiento, 50, 167
  amarillo, 91, 133
  italiano, 131
  rojo, 103, 133, 155, 157
  verde, 91, 161
piña, 41
plátano, 42, 171, 177, 181, 187, 195, 197, 201, 209, 213
    congelado, 189
pollo, 55, 161
  caldo de, 109, 163
  carne picada de, 89, 93
  desmenuzado, 121, 151
  pechuga de, 133

polvo para hornear, 153, 155, 175, 193, 197, 199, 203, 213
pomelo, 42

Q
queso
  crema, 121, 125
  crema vegano, 140
  mascarpone, 103, 140, 203, 207
  mozzarella, 121, 123
  mozzarella rallado, 155, 157
  rallado, 107, 133, 135, 137
  ricotta, 125
quinoa, 62

R
remolacha, 51
romero, 101

S
salchicha, 55
salmón, 56, 103
salsa de tomate, 89, 99, 123, 125
sandía, 43
semilla
  de calabaza, 209
  de chía, 173, 177, 189, 205, 209, 215
  de lino, 153
sepia, 56
sirope de arce, 193, 203, 207

T
tahini, 139
ternera, 57
  carne para guisar, 167
  carne picada de, 105, 107, 111
  costillas de, 167
tofu, 57
tomate, 51, 141
  cherri, 123
  salsa de, 89, 99, 123, 125
  triturado, 105, 107, 129, 131, 161, 167

tortilla de harina de trigo, 133
trigo
  harina de, 99, 115, 131, 135, 137, 153, 155, 171, 179, 193
  tortilla de harina de, 133
trigo integral, harina de, 131, 171, 203

U
uvas pasas, 149, 209

V
vainilla, 193
  esencia de, 179, 183, 185, 189, 203, 207, 209, 213
verduras
  caldo de, 95
  variadas, 146, 147
vinagre de manzana, 153

Y
yogur, 115
  de coco, 103, 173, 175, 181, 195, 203
  griego entero, 133, 173, 175, 181, 195
  natural, 199, 203

Z
zanahoria, 52, 93, 107, 111, 113, 117, 129, 137, 139, 140, 146, 163
  rallada, 149, 157, 193
zumo de limón, 127, 133, 139, 211

Índice de ingredientes